Petra Endres

Nach Worten fischen

Demenz – Kommunikation – Assoziativer Dialog P. E.

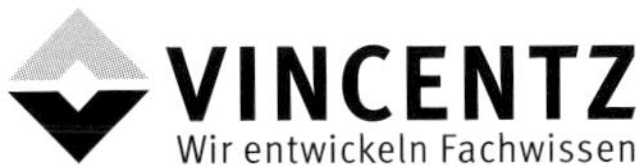

Bibliografische Information der Deutschen Nationalbibliothek

Die Deutsche Bibliothek verzeichnet diese Publikation in der Deutschen Nationalbibliografie; detaillierte bibliografische Daten sind im Internet über http://dnb.d-nb.de abrufbar.

Besuchen Sie uns im Internet: www.www.altenpflege-online.net

Druck: BWH GmbH, Hannover

Bilder Titelseite und auf S. 103: Antonie Dambier
Icons auf S. 18 f., Adobe Stock, Topuria Design

ISBN 978-3-86630-575-5

Petra Endres

Nach Worten fischen

Demenz – Kommunikation – Assoziativer Dialog P.E.

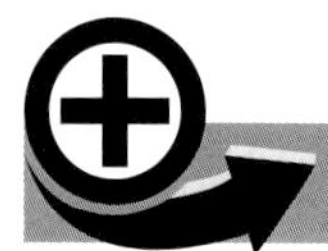

Jetzt Code scannen und mehr bekommen …

http://www.altenpflege-online.net/bonus

Ihr exklusiver Bonus an Informationen!

Ergänzend zu diesem Buch bietet Ihnen *Altenpflege* Bonus-Material zum Download an. Scannen Sie den QR-Code oder geben Sie den Buch-Code unter www.altenpflege-online.net/bonus ein und erhalten Sie Zugang zu Ihren persönlichen kostenfreien Materialien!

Buch-Code: AH1060

Inhalt

Für dich!

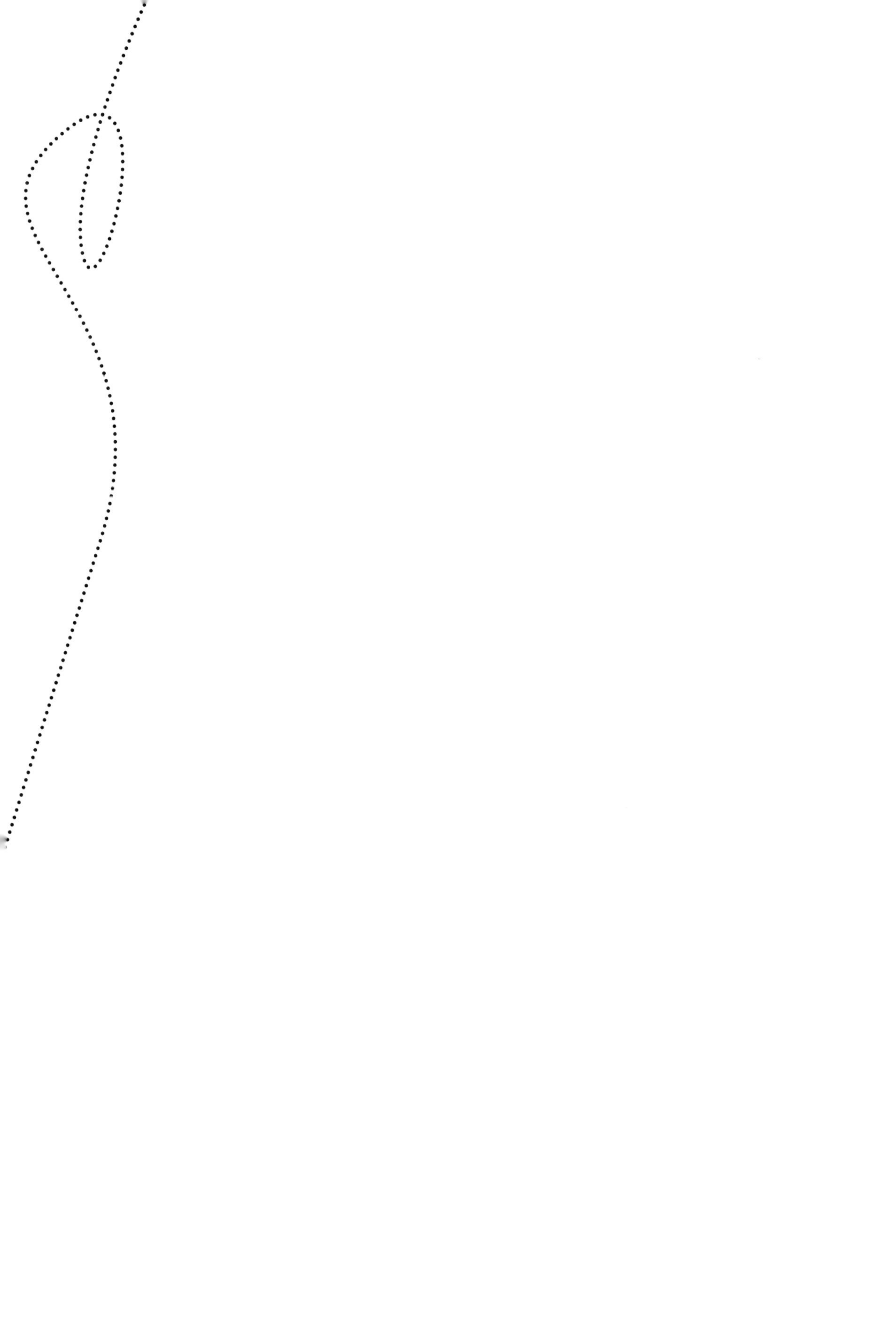

Einleitung

Es gibt nicht den demenziell Erkrankten. Auch wenn sich Krankheitsverläufe und Auswirkungen oftmals ähneln, ist die individuelle Ausgestaltung bei jedem Menschen gefärbt durch seine Persönlichkeit und seine Biografie.

Dies bedeutet: Demenz + Mensch = Biografie, Persönlichkeit, Verhalten. Die Ausprägungen jedes Menschen, der an Demenz erkrankt ist, entstehen vor diesem Hintergrund. Die Erscheinungsform entsteht, ohne dass der betroffene Mensch einen regulierenden aktiven selbstbestimmten Zugriff auf seine Erscheinungsfacette hat.

Eruptive Zusammensetzungen der oben genannten Aspekte sorgen trotz gleicher Erkrankung für individuelle Erscheinungsformen. Aus diesem Grund sind Flexibilität und Akzeptanz in der Kommunikation mit Menschen mit Demenz so wichtig. Sie ermöglichen dem erkrankten Menschen, seine Worte zu finden.

Es gibt verschiedene Möglichkeiten, um auf diese vielfältigen Veränderungen, Reaktionen, die sich im Verlauf der Erkrankung einstellen, zu reagieren. Dieses Buch beschäftigt sich in erster Linie mit dem Thema Kommunikation: Was verändert sich und wie können wir darauf reagieren?

Wie gelingt es uns, ab und an eine Brücke zu dem Menschen zu kreieren, der sich verändert? Eine Brücke zu einem Menschen, der sich in seinem ganz individuellen Prozess dieser Veränderung zurechtfinden muss? Muss? Will? Soll? Welches Verb passend erscheint, ist abhängig vom Blickwinkel und der Haltung des jeweiligen Betrachters. So ist Kommunikation facettenreich und gewohnheitsträchtig zugleich.

Sie mögen in diesem Buch Angebote lesen, bei den Ihnen ein „Ja, aber" in den Sinn kommt und die entsprechende Gegenargumentation. Das ist menschlich, denn der Mensch ist ein Gewohnheitstier und neigt dazu, Ungewohntes sofort zu bewerten.

Eine Haltung im Assoziativen Dialog ist, erst einmal „Ja" zu sagen, ohne Jasager zu werden. Ja sagen im ersten Schritt für die Wirklichkeit des Gegenübers. Sie können sozusagen gleich beginnen zu üben, wenn Sie Ihr womöglich berechtigtes „Ja, aber" wahrnehmen, schreiben Sie es auf die leeren Seiten am Ende des Buches. Dies ist Ihr Platz, um Ihre Bedenken und Fragen ernstzunehmen und nicht zu vergessen. Dadurch ermöglichen Sie sich ein offenes, ohne durch Annahmen und Gegenargumente eingefärbtes Weiterlesen. Bleibt das „Ja, aber" bis zum Ende des Buches begründet erhalten, haben Sie wertvolle Augmentationen für die Weiterentwicklung

der Methode gefunden. Gerne können Sie mir diese zukommen lassen. Sie tragen damit zur Weiterentwicklung bei.
Sicherheit spielt in Deutschland eine wichtige Rolle. Planen und Überlegen, vorausschauend Handeln, damit der morgige Tag berechenbar bzw. vorhersehbar wird, gehört zu diesem Sicherheitsdenken dazu.

Wir werfen unseren ersten Blick oftmals gerne auf das, was nicht geht, was nicht gelingt, was anders und verbesserungswürdig ist. So wird auch das Thema Demenz häufig betrachtet – ein geistiger Verfall, ein Sterben auf Raten, denn der Erkrankte verliert das, was uns wichtig und richtig erscheint: Wir sehen die negativen Seiten der Veränderung, wir sehen das Problem, das es gibt. Das ist genauso gut, wie es hinderlich ist.

Einige Kulturen bewerten Demenz als Hirnschwäche – altersentsprechend. Dass „kulturelle Sichtweisen den Umgang mit Demenz auch positiv beeinflussen können, zeigen auch ozeanische Gesellschaften. Dort herrscht die Vorstellung, dass alte Menschen deswegen über ihre geistigen Kräfte nicht mehr verfügen, weil sie diese an die Jüngeren weitergegeben haben. Eine solche Großzügigkeit ermuntert vermutlich zu einer ganz anderen Sicht auf Menschen mit einer Demenz, als die Vorstellung der westlichen Gesellschaften von einem geistigen Verfall.

Das Leben und Arbeiten mit Menschen mit Demenz ist für alle Beteiligten immer wieder ungewohnt und verunsichernd, denn es gibt kein Verlass auf Verhalten, Sprache und Regeln. Nutzen Sie das, was Sie lesen, auf Ihre Art und Weise für die Erweiterung des eigenen Blickwinkels und das Akzeptieren des eigenen Widerstands. Manches, was Sie lesen, können Sie womöglich sofort umsetzen, manches müssen Sie üben. Menschen sind Gewohnheitstiere, aber Übung macht den Meister und jeder Mensch hat die Fähigkeit, sich weiterzuentwickeln. Nutzen Sie Ihre Stärke mit Freude, probieren Sie Ungewohntes aus und staunen Sie über das, was es Ihnen bringt.

Übersicht:

Zuerst werden Sie etwas über das Sprachmodell, welches die Basis des Assoziativen Dialogs darstellt, erfahren. Im Kapitel Assoziativer Dialog P. E. wird ein Überblick über die Art und Weise, wie er angewendet werden kann, gegeben und die Basiselemente werden vorgestellt. Fallbeispiele verdeutlichen die theoretischen Grundideen der Methode. Im Anschluss werden 3 Zugangsmöglichkeiten vorgestellt, wie

Sie mit dem Assoziativen Dialog starten und experimentieren können. Sie suchen sich den Zugang aus, der Ihnen zusagt und beginnen, mit Ihrer Art Brücken zu bauen. Wie diese 3 Möglichkeiten zusammenfließen und gemeinschaftlich angewandt werden können, bildet den Abschluss.

Der Assoziative Dialog ist sehr individuell, für den Anwender und seine Art, wie er ihn benutzt.

Der Assoziative Dialog lässt sich individuell gestalten. Sie bestimmen wie!

Der Assoziative Dialog braucht Übung, Sie üben auf Ihre Art und Weise.

Viel Vergnügen beim Erkunden.

Petra Endres

1 Der Weg zum Sprachmodell

DEMENZ: Der Geist ist weg, so die Bedeutung dieses Wortes. Die Definition von Geist bedeutet: „Die Fähigkeit des Menschen logisch zu denken, Schlüsse zu ziehen und Urteile zu bilden und ein (sich entwickelndes) Bewusstsein zu haben."

Wenn Sie das Wort Demenz hören, was fällt Ihnen als erstes dazu ein? Womöglich: Vergessen, sich nicht mehr Auskennen, ständiges Fragen, komisches Verhalten, andere Sprache, Wiederholen von Fragen, die Sie gerade beantwortet hatten, sowie keine Antworten bekommen, wenn Sie eine ganz alltägliche Frage stellen. Demenzerkrankte Menschen können uns verunsichern, manchmal auch erschrecken, da sie sich ungewohnt verhalten. Sie „purzeln" sozusagen aus unserem gewohnten Miteinander, unserer gewohnten Art miteinander zu sprechen, heraus. Dies geschieht ohne Absicht. Wir sind gefordert, diese Veränderungen zum einen zu akzeptieren und unsere gewohnte „Form", wie wir miteinander sprechen, flexibler zu gestalten, damit so lange wie möglich Begegnung auch mit Worten möglich ist.

Die verlagerten Fähigkeiten der sich verändernden Menschen sind es, die uns im Umgang mit ihnen helfen können, die eigene Unsicherheit in der Begegnung ab und an in eine tiefe Ruhe und Sicherheit zu verwandeln.

Ein Blick zurück dahin, wie es dazu kam, dass die verlagerten Fähigkeiten der sich verändernden Menschen ihren Weg fanden. In der Weiterbildung zur Poesiepädagogin kam ich mit Übungen des Kreativen Schreibens und pflegebedürftigen Menschen im Pflegeheim zusammen. Assoziationen in Worte fassen, Gedichte über das Leben schreiben war ein Aspekt dieser biografischen Arbeit. Nachdem ich vier Wochen hospitierte, entstand das Konzept: Sie erzählen, ich schreibe und am Ende der Sitzungen machen wir assoziative Texte, wie:

Der Traum

blau
stille Verehrung
schöne wohlige Erinnerung
Ich wäre gerne Schauspielerin geworden
Schneiderin

Mit der Zeit wurde immer klarer, dass es kein Wort gab, zu dem der Mensch keine Assoziation, sprich Verknüpfung, hatte. Hinzu kam, dass die Kriegsgeneration, die nicht so gern erzählte oder sagen wir, es nicht so gewohnt war, über sich und die Emotionen zu sprechen, mit dieser Art zu „Sprechen" eine Möglichkeit fand, ihre Erlebnisse zu beschreiben, ohne preisgeben zu müssen, was konkret erlebt wurde:

Großvater

schwarz
schaukelnder Kinderwagen
zum liebvollen Schlummerschlaf
fühlte mich geborgen – Erinnerung

Frau L.

Was hat dies alles mit dem Thema Demenz zu tun? Ich hatte nicht vor, mit demenziell veränderten Menschen zu arbeiten. Sie begegneten mir in meinen Gruppen auch nicht, denn es wurden die Bewohner ausgewählt, die geistig rege waren.

Bis zu jener Gruppe, vor ca. 10 Jahren, in der zwei Teilnehmerinnen saßen, die konstant, wenn ich zielführende klassisch biografische Fragen stellte, auswichen. Sie wurden eher verunsichert, je konkreter ich sie fragte. Das kreative Texten kam am Schluss der jeweiligen Sitzung. Dort, wo alle ihre Bilder suchten, um zu beschreiben, wie sie was erlebt hatten, waren die beiden Damen umgehend mit dabei. Antworten zu finden auf: „Wie schmeckt denn die Liebe? Nach Schokolade oder eher nach Zitrone?", war einfacher für sie und vor allem konnte es keine falsche Antwort geben. Jede Assoziation ist richtig und unweigerlich mit der Person verbunden!

Erinnern

Erinnern ist wie großes Wasser.
Erinnern ist ein Tagebuch, es könnte nach Veilchen riechen.
Veilchen freuen mich.
Erinnern sind auch Tränen.
Ich bin immer allein, ich kann nicht viel lustig sein.
Liebste Erinnerung? Da weiß ich auch nichts.
Erinnern ist blass.
Das ist so.
Jetzt ist für mich wichtig.
Jetzt bin ich nicht allein, das ist viel wert.

Dies sind Zeilen aus meiner Anfangsarbeit mit Gesprächsgruppen für Menschen mit Demenz.

Auf meine Frage beim Personal, was denn mit den beiden ist, bekam ich die Antwort: „Ach, die sind ein bisschen dement, aber es geht noch!"

Die Frage, die für mich auftauchte, war: Wieso reden wir nicht so mit den Menschen mit Demenz, wenn sie Spaß daran haben und so die Möglichkeit bekommen, ihrem Erleben Ausdruck zu geben?

So hat es begonnen, das Fischen nach den Worten für und mit demenziell veränderten Menschen.

Es brauchte ein neues Konzept und am Anfang mischte ich die Gruppen mit Menschen mit und ohne Demenz. Es stellte sich heraus, dass es einfacher war, nur mit demenziell veränderten Menschen zu arbeiten. Die Zeit konnte besser stillstehen, wenn nach Worten, nach den Bilder des Ausdrucks, gesucht wurde. Es war eine höhere Akzeptanz vorhanden, wenn Ereignisse mehrfach erzählt wurden.

Frau L.: „Meine ganze Familie ist im Wasserfall ertrunken. Mein Mann und meine Kinder, alle!"

Der Satz schoss über den Tisch. Die anderen drei an Demenz erkrankten Frauen waren tief erschüttert. Sie zeigten Betroffenheit und Mitgefühl. Frau L. weinte und schnäuzte sich immer und immer wieder: „Ja, ich bin jetzt ganz allein."

In der nächsten Sitzung wiederholte sich die Geschichte und in den nächsten beiden auch. Die anderen Teilnehmerinnen spendeten jedes Mal ihr Mitgefühl. Nur ich konnte mich erinnern, dass sie diese Geschichte die letzten drei Male erzählt hatte und nur ich wusste, dass wir in Emmendingen keinen Wasserfall haben, an dem drei Erwachsene ertrinken können.

Was passiert hier? Da ich nichts von der Biografie meiner Teilnehmerinnen wusste und gern so arbeitete, weil es mir leichter fiel, das Erleben als wahrhaftig anzuerkennen, war ich nun dennoch neugierig. Stimmt das? Sind ihre Angehörigen umgekommen? Meine Recherche ergab Folgendes: Frau L. hatte eine Demenz bedingt durch ihren Alkoholismus. Diese Erkrankung war für die Kinder nicht einfach. Nachdem der Vater verstorben war, und dies war ein halbes Jahr vor dem Start der Gruppe, haben die Kinder sich von der Mutter abgewandt. Der Kontakt wurde abgebrochen, die Erkrankung und die Erinnerung waren für die Angehörigen nicht zu vereinen.

Was erlebt Frau L.? Womöglich vermisst sie ihre Menschen. Was tut sie? Sie lässt alle sterben, erfährt Mitgefühl. Dieses würde sie u.U. nicht erfahren, wenn sie sagen könnte, ich war Alkoholikerin, habe meine Kinder vernachlässigt und jetzt, wo mein Mann nicht mehr mit mir hier im Heim lebt, haben sie sich von mir abgewandt. Das wäre eine analytische Betrachtung, zu der man in der Lage sein muss. (Das fällt auch Menschen ohne Demenz nicht immer leicht). Frau L. kreierte ihre Wirklichkeit, um im Jetzt zu leben. Wie bewusst oder unbewusst dies geschieht, kann ich nicht sagen. Jedoch gelang es ihr so, damit zurechtzukommen. Ich erzähle diese kleine Episode mit dem Fokus, dass es uns nicht zusteht, die Wirklichkeit des Gegenübers infrage zu stellen bzw. zu bewerten. Wenn wir helfen wollen, dass die Menschen mit ihrer Veränderung zurechtkommen, müssen wir ihre Wirklichkeit akzeptieren. Das bedeutet noch lange nicht, dass ich ja sagen muss im Sinne von „Ja, Frau L., so war das."

Wie können Sie darauf reagieren? Sie greifen das auf, was Sie interessiert. Bei mir war es das Wort „gestorben". Was ist die erste, sich in mir meldende Verknüpfung? Verlust = ich empfinde Verlust als schmerzvoll. „Ja, Verluste, zu Überleben ist nicht leicht." Das kann ich anbieten und mein und ihr Gesicht wahren. Ich schaffe den Raum für Akzeptanz der Begegnung in diesem Moment. Es geht hier nicht um richtig und falsch, es geht um die Verknüpfung der Wirklichkeiten der Menschen und um das Grundbedürfnis akzeptiert zu werden, so wie wir sind.

Wir wissen nicht, was ein demenziell veränderter Mensch erlebt, wir wissen nicht, wie sich seine Wirklichkeit zusammensetzt. Wenn wir ehrlich sind, wissen wir das von keinem Menschen.

2 Das Sprachmodell – 3 DKom®

Wenn wir mit Menschen, die unsere Sprache sprechen, in Kontakt gehen, was nutzen wir dann?

Unsere Sprache ist das Mittel der Wahl, um in Kontakt zu gehen, Informationen weiterzugeben usw. Wir sprechen miteinander – ein Leben lang, der eine mehr, der andere weniger. Wenn wir mit Menschen in Kontakt treten wollen, die eine andere Sprache sprechen, was geschieht dann?

Wir sind erst unsicher, suchen neue Wege, uns verständlich zu machen, wir beobachten, wir lächeln und versuchen, Handzeichen zu geben und Vieles mehr. Je nachdem, wie wohlgesonnen mir der andere erscheint, desto leichter fällt es mir, mich auf ihn und andere Ausdrucksmöglichkeiten einzulassen, desto „verrücktere" Möglichkeiten etwas verknüpfend zu erklären, fallen mir ein. Ist mir das Gegenüber wohlgesonnen, macht es uns auch Spaß.

Doch wie sprechen **wir** eigentlich miteinander? Was hat Einfluss auf das Gespräch? Das Sprachmodell 3DKom® mit den 3 Dimensionen der Kommunikation bietet das Fundament, wodurch es uns leichter fällt, die Veränderung bei Menschen mit Demenz einzuordnen und entsprechend ihrer Fähigkeiten auf sie einzugehen. Demenziell veränderte Menschen verlernen nicht alles, manches kehrt zum Ursprung der Gaben, die jeder Mensch mit auf die Welt bringt, zurück, manches verlagert sich und manches hat keine Bedeutung mehr.

2.1 Die 3 Dimensionen der Kommunikation

Die 3 Dimensionen sind: der Mensch – die 3 Ebenen der Kommunikation – die Zeit. Alle drei haben immer Einfluss auf die Art und Weise, wie die Kommunikation zwischen uns Menschen läuft!

Dimension 1: Der Mensch

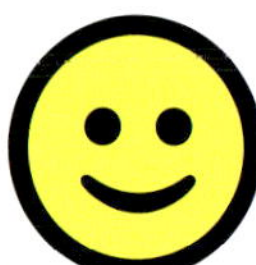

Jeder Mensch ist von individuellen Erfahrungen, der eigenen Biografie und seiner Kultur geprägt worden. Diese Prägung ermöglicht die eigene Art der Wahrnehmung und die daraus folgende Bewertung.

Sie kennen das zum Beispiel bei Namen. Sie hören einen Namen und verknüpfen ihn gleich mit gemachten Erfahrungen bei einer Person, die den gleichen Namen trägt. Die Verknüpfung bewirkt also etwas. Hinzu kommt, dass wir je nachdem, worauf wir unsere Aufmerksamkeit lenken, bestimmte Dinge mehr oder weniger wahrnehmen. Zum Beispiel: Wollen wir ein neues Auto kaufen und haben uns entschlossen, dieses oder jenes zu nehmen, befinden sich plötzlich, wie von Zauberhand geführt, lauter solche Wagen im Verkehr. Unsere Wahrnehmung und unsere Biografie prägen und formen uns und haben Einfluss, wie wir reagieren und uns im Gespräch verhalten.

Jeder Mensch hat seine eigene Art etwas wahrzunehmen, auszudrücken, zu formulieren und zu bewerten – er kreiert so seine individuelle Wirklichkeit!

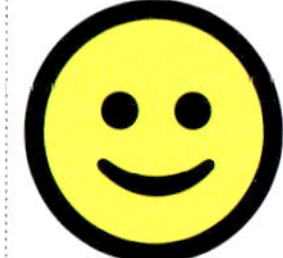

Das Grundbedürfnis eines jeden Menschen ist es, in seiner Gesamtheit und im Gespräch in der eigenen Besonderheit akzeptiert und anerkannt zu werden.

Dimension 2: 3 Ebenen der Kommunikation

Dimension 2: Die 3 Ebenen der Kommunikation Sachebene – Beziehungsebene – Emotionsebene	
Sachebene 	Darunter versteht man den Inhalt des Gesprächs. „Ich möchte von dann bis dann Urlaub." „Ich möchte, dass du deine Tasse in die Spülmaschine räumst." „Ich gehe einkaufen und besorge Milch und Brot." „Was hast du gegessen?"
Beziehungsebene 	Die Beziehung zwischen den Gesprächspartnern prägt den Dialog. Wenn ich meinen Chef um Urlaub bitte, formuliere ich es anders, als wenn ich meinem Partner sage, dass ich Urlaub brauche. Im Falle des Partners wird wahrscheinlich dem eigenen Erleben mehr Ausdruck gegeben. Ich bin urlaubsreif, weil ... Wie Sie mit Ihrem Chef sprechen, hängt von der Beziehung, die Sie zu ihm haben, ab.

Emotionsebene 	Die Gefühle, die Gesprächspartner zu einem Thema haben, prägen die Wortwahl und die Gesprächsweise. Wenn ich glücklich bin, weil etwas gut gelaufen ist, und ich stoße meinen Fuß an, werde ich anders reagieren, als wenn ich davor etwas erlebt habe, was mich frustriert hat, und ich schon eh negativ oder gar schlecht gelaunt bin. Ich werde auf das gleiche Ereignis anders reagieren! Unsere Gefühle sind etwas Wichtiges, sie steuern und füttern unser Erleben, unser Denken und Handeln. Sicher gibt es Menschen, die pragmatischer sind, andere emotionaler, dennoch fühlen wir alle. Unser individuelles Fühlen hat Einfluss auf die Begegnung, die Wortwahl, unser Denken, unsere Bewertung usw.

Alle drei Ebenen haben Einfluss auf die Art und Weise, wie die Kommunikation zwischen den Menschen verläuft.

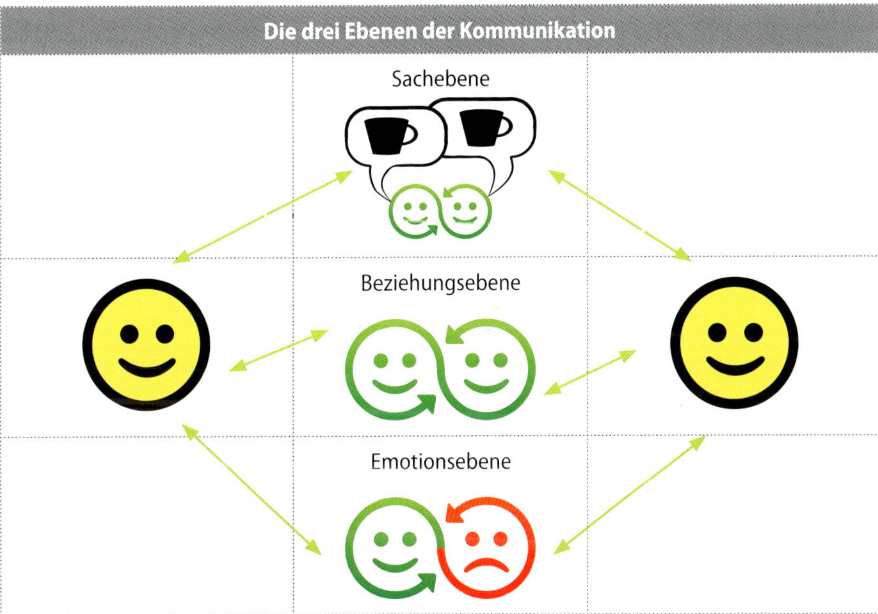

Dimension 3: Die Zeit

Vergangenheit – Gegenwart – Zukunft

Achten Sie mal darauf, worauf Sie sich beziehen, wenn Sie sich unterhalten. Häufig gibt es einen zeitlichen Bezug: Was habe ich erlebt? Was plane ich? Woher komme ich? Wohin will ich? Wenn wir uns unterhalten, beziehen wir uns fast ausschließlich auf etwas, was war oder was kommt. Wir sprechen nicht auf den Moment bezogen. Das würde die Kommunikation gänzlich verändern, denn ich würde Sie fragen, wie Sie sich jetzt gerade fühlen, wenn Sie diese Zeilen lesen.

Womöglich lachen Sie und denken: Das geht Sie nichts an! – Und dann sind wir da, wo wir in der Kommunikation die Distanz steuern!

Denn nutzen wir nur den Moment und fassen diesen in Worte, sind wir als Personen unmittelbar beteiligt. Das schafft Nähe und ist ungewohnt! Deshalb ist es viel einfacher, Inhalte, die zeitlich auf die Zukunft oder Vergangenheit bezogen sind, zu verwenden.

So sind die Einflüsse auf die Kommunikation komplett
3 Dimensionen der Kommunikation: Mensch – Ebene – Zeit

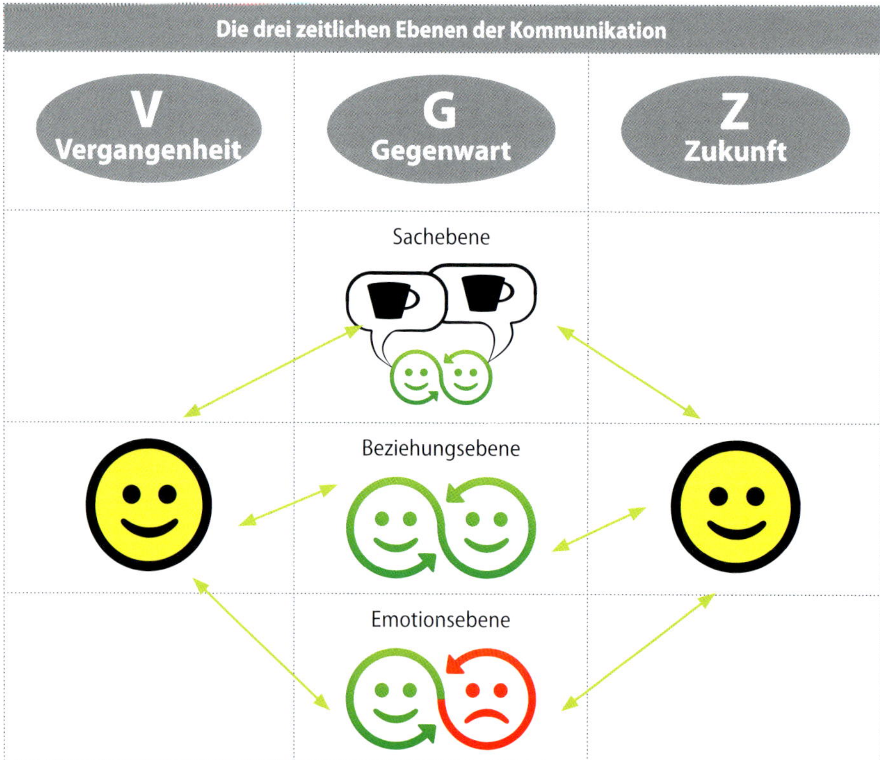

2.2 Die Bedeutung von Bewertung

All das, was wir im Gespräch mit anderen hören, wird aus der eigenen Wahrnehmung heraus bewertet. Richtig oder falsch – durch diese Bewertung entsteht unser individueller Blick auf die Welt.

Merke

Die eigene Bewertung ist die Basis der eigenen Wirklichkeit!

Die drei Dimensionen und die eigene Bewertung beeinflussen unser Miteinanderreden, einfach so, ohne dass wir uns je Gedanken dazu machen, zumindest nicht im Alltag. Es funktioniert einfach! Mal besser mal schlechter.

Was geschieht – betrachtet vor dem Hintergrund des Modells – wenn ein Mensch an Demenz erkrankt? Was verändert sich?

Dimension 1 Der Mensch

Jeder Mensch ist von individuellen Erfahrungen, der eigenen Biografie und seiner Kultur geprägt worden. Diese Prägung ermöglicht die eigene Art der Wahrnehmung und der daraus folgenden Bewertung. Jeder Mensch hat seine eigene Art, etwas wahrzunehmen, auszudrücken, zu formulieren und zu bewerten – er kreiert seine individuelle Wirklichkeit!

Das Grundbedürfnis des Menschen ist es, in seiner Gesamtheit und im Gespräch in der eigenen Besonderheit akzeptiert und anerkannt zu werden!

Beispiel

Ein an Demenz erkrankter Vater: „Du kommst mich nie besuchen!"
Sohn: „Ich bin vorgestern da gewesen und habe vor, übermorgen auch zu kommen."

Der Vater kann sich nicht erinnern und beharrt auf seiner Wirklichkeit.

Der Sohn rechtfertigt sich, denn schließlich kommt er, so oft er kann, und erhält dennoch diese Vorwürfe.
In solchen Situationen entstehen Konflikte, Verletzungen, Kränkungen und Ohnmacht auf beiden Seiten.
Hier greift die innere Haltung, in der der Sohn seinem Vater gegenübertreten kann:
Der Sohn kann seine Aufmerksamkeit auf den Moment richten, so wie er ihn erlebt. Viel-

leicht ist der Vater weinerlich, vielleicht ist er aggressiv, vielleicht traurig oder etwas ganz anderes.

Im Assoziativen Dialog wird das, was am Gegenüber wahrgenommen wird, direkt aufgegriffen und angesprochen. Der Moment bietet die Grundlage für den Dialog. Eine Antwort des Sohnes könnte dann sein:

„Oh, ich glaube, du bist ganz schön wütend auf mich, weil du dich alleine fühlst ..."

„Deine leise Stimme verrät mir, dass du traurig bist ..."

Dimension 2

Was geschieht auf den 3 Ebenen?

Die 3 Ebenen der Kommunikation Sachebene – Beziehungsebene – Emotionsebene

Sachebene: Kann ein demenziell veränderter Mensch sich im Gespräch auf die Sachebene beziehen? Nein! Die Sachebene entschwindet in ihrer Bedeutung mit dem Voranschreiten der Erkrankung. Sie fällt aus unserem Regelwerk heraus.

Beispiel: Ein demenzkranker Vater spricht zu seinem Sohn:
„Du kommst mich nie besuchen! Nie ist jemand da!"

Tatsächlich jedoch war der Sohn am Vortag bei seinem Vater, und hatte ihn besucht. Der Vater erinnert sich nicht mehr daran. Die Sachebene findet keinen Anker im sich verändernden Menschen, denn er kann sich nicht gezielt erinnern. Die Sachebene verliert somit mehr und mehr ihren Sinn, denn sie hat für den Sprechenden keine Bedeutung, keine Relevanz.

Beziehungsebene: Für Menschen mit einer Demenz gibt es dieses unterscheidende Merkmal von Chef und Partner und die daran gebundenen Regeln der Kommunikation immer weniger. Die Unterscheidung, wem Gegenüber man sich wie verhält, löst sich mehr und mehr auf. Er/sie reagiert authentisch auf das, was im Moment der Begegnung wahrgenommen wird.

Viele Menschen sagen, Demenzkranke können keine Beziehung halten, sie vergessen die Angehörigen, erkennen diese nicht wieder, sprechen Menschen mit anderen Namen an usw. Das stimmt, dass wir gemeinsam auf etwas Erlebtes zurückgreifen, diese Fähigkeit entfällt oder tritt nur eruptiv zutage. Es gibt keine Verlässlichkeit darüber, dass ich als die, die ich bin, erkannt werde.

Der Mensch erinnert jedoch nicht nur mit dem Verstand, er erinnert auch mit seinem emotionalen Gedächtnis. Es fragte mich mal ein Heimleiter: „Ja, wenn Sie jetzt kommen und mit Herrn X. arbeiten, dann weiß der doch gar nicht, wer Sie sind, der kann sich doch an Sie gar nicht erinnern!" „Ja und nein! Es entwickelt sich eine Art nonverbales Erkennen. Ich sehe, er schaut mich fragend an, ich stelle mich vor und sage, was wir machen, er lächelt. Ich komme und er lächelt, ich sehe, dass er mich nicht einordnen kann, nach irgendetwas sucht, ich gehe hin, stelle mich vor und sage, was wir machen. Beziehung baut sich auf. Sie entwickelt sich in dem Moment und wenn ein gutes Gefühl bleibt, dann kann dies helfen zu erkennen im Sinne von dem Herzen folgend. Viele Fachkräfte haben zu manch einem Bewohnern eine spezielle Beziehung und es gibt eine Form des Erkennens, individuell und an die Emotion gebunden.

Emotionsebene: Die Gefühle, die Gesprächspartner zu einem Thema haben, prägen die Wortwahl und die Gesprächsweise.

Unsere Gefühle sind etwas Wichtiges, sie steuern und füttern unser Erleben, unser Denken und Handeln.

Sicher gibt es Menschen, die pragmatischer sind, andere emotionaler, dennoch fühlen wir alle! Unser individuelles Fühlen hat Einfluss auf die Begegnung, die Wortwahl, unser Denken, Bewerten usw. Dieses bleibt und Folgendes verändert sich:

Menschen mit einer Demenz vergessen die üblichen gesellschaftlichen Regeln. Sie vergessen auch, die eigenen Gefühle zu kontrollieren. Sie leben ihre Emotionen im jeweiligen Moment. Emotion ist das, was der Mensch im Moment fühlt und wahrnehmen kann, es ist dadurch die Richtschnur für sein Verhalten und für seine Kommunikation. Menschen mit einer demenziellen Veränderung reagieren ganz aus dem Moment, ihrer Empfindung und ihrer Wahrhaftigkeit heraus. Sie sagen, im wahrsten Sinne, das, was sie in dem Moment wahrnehmen, fühlen und denken. Menschen mit Demenz sind authentisch in ihrer Wahrnehmung und handeln diesbezüglich adäquat.

Merke

Alle drei Ebenen haben Einfluss auf die Art und Weise, wie die Kommunikation zwischen den Menschen verläuft – deshalb ist es wichtig, sich bewusst zu machen, was sich hinsichtlich der drei Ebenen durch die demenzielle Erkrankung verändert.

Dimension 3: Zeit und Kommunikation.

VERGANGENHEIT – GEGENWART – ZUKUNFT

Wie verhält es sich bei Menschen mit einer Demenz, wenn wir die Zukunft mit in unsere Kommunikation nehmen. „Morgen komme ich wieder!" Hat diese Aussage eine Wirkung?

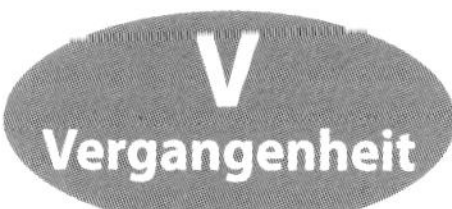

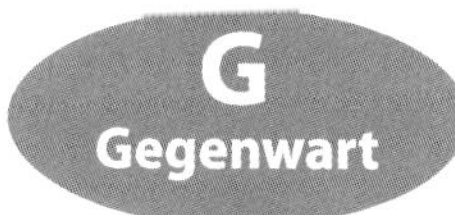

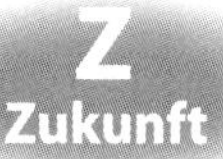

Diese Frage aus dem Blickwinkel eines demenziell Erkrankten könnte etwa so beantwortet werden: „Nein, das Morgen ist so weit entfernt von meinem jetzigen Gefühl und ich kann mich nicht erinnern, dass ich das schon mal ausgehalten habe, dass du morgen kommst, ich fühle die Zukunft nicht!" „Ich bin traurig, jetzt! Morgen ist weit entfernt!"

Die Aussicht auf die Zukunft ist für den Menschen mit einer Demenz kein Trost, kein Licht am Ende des Tunnels. Es ist etwas, was in ihm kein Anker findet – auch deshalb nicht, weil sie sich an keine vergleichbaren Situationen erinnern können.

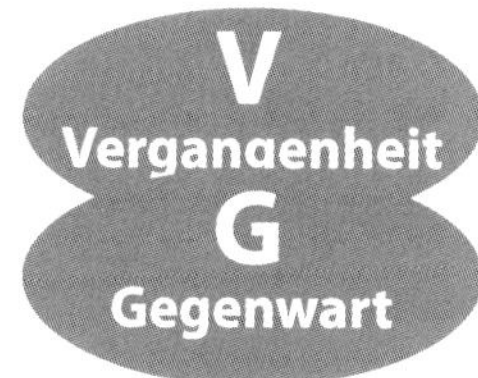

Was geschieht nun mit der Vergangenheit?

Ja, es gibt Phasen, da ist die Vergangenheit zugänglich, sehr präsent. Doch können die als etwas Vergangenes einsortiert werden? Weiß ein Demenzkranker, dass die Mutter so und so war? Nein, sie IST so.

Was bedeutet dies?

Die Vergangenheit wird zur Gegenwart. Sie ist dann die Wirklichkeit im Sinne von: So ist es! Wenn wir die Sachebene erklären wollen, die zeitlichen Aspekte der „Wahrheit" entsprechend benennen, kann dies der demenziell Erkrankte erfassen?

Beispiel

Sohn: „Morgen komme ich wieder!" (Gesprächsinhalt auf die Zukunft bezogen)

Reaktionsmöglichkeiten des Vaters:
Schauen und Kopfschütteln schweigend (resigniert) – Festhalten und nicht loslassen (verzweifelt) – weinen (Trauer) – hinterherlaufen, sich mit aus der Tür drängen wollen (Verzweiflung) – Schreien (Wut).
„Das sagst du nur!" (Hilflosigkeit/ Ohnmacht).

Reaktionsmöglichkeiten des Sohnes:
„Aber ich komme doch immer." (Rechtfertigung richtig und falsch)
„Das mache ich doch immer so!"
Schweigen (vorwurfsvoll / genervt / resigniert ...)

Abhängig von der jeweiligen Person wird sich eine dieser Verhaltensweisen so oder in ähnlicher Weise zeigen. Wir können den Schmerz, der entsteht, nicht abnehmen, weder dem Vater noch dem Sohn. Wir können auch nicht auf Logik und Erinnern bauen, denn der Zugang dorthin ist womöglich gerade verschlossen. Es gibt keine allgemeingültige Antwort darauf, was in diesem Moment zu tun bzw. zu sagen wäre, da jeder Mensch diesen Moment individuell erlebt.

Im Assoziativen Dialog wird aufgegriffen, was der Moment zeigt und in individuelle Worte gefasst. Eine Möglichkeit für den Sohn wäre, zu sagen: „Ich sehe, du bist traurig, ich muss jetzt gehen, aber ich verspreche dir, ich vergesse dich nicht. Ich komme wieder!"

Gesprächsinhalt auf die Vergangenheit bezogen:

„Was hast du heute Mittag gegessen?"

Auf diese Erinnerung kann der sich durch Demenz verändernde Mensch nicht mehr aktiv zugreifen und es entsteht Verwirrung. Eine Möglichkeit damit umzugehen ist beispielsweise, die Wahrnehmung des Moments aufzugreifen. Auf die gewohnten Informationen der Sachebene zu verzichten. Eine Möglichkeit ist dann z. B. die Hände auf den Bauch zu legen und zu fragen: „Wie fühlt sich dein Bauch an?"

Auf diese Frage gibt es eine unmittelbare Antwort, da sie mit einem konkreten körperlichen Gefühl verbunden ist.

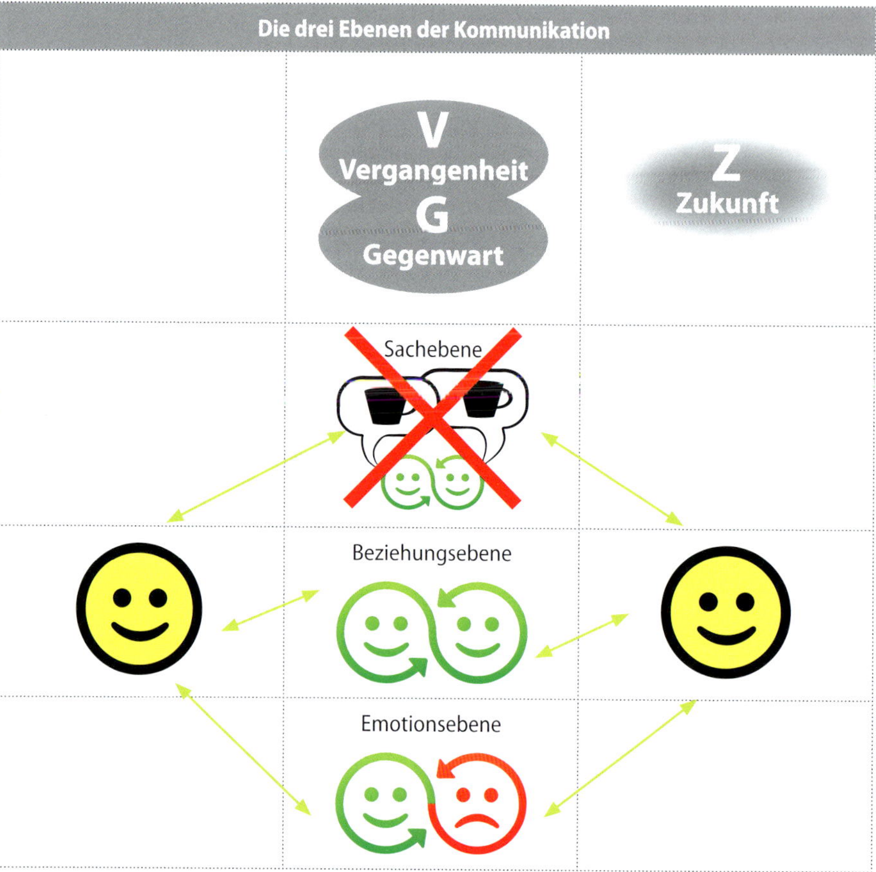

Anhand des Sprachmodells wird deutlich, wie sehr die mit der demenziellen Veränderung einhergehenden Veränderungen das Miteinander-reden beeinflussen.

Daher ist es wichtig, Möglichkeiten zu entwickeln, wie wir auf die Veränderung und die Ausgangslage reagieren können. Dies beinhaltet im ersten Schritt ein Ja zu den Veränderungen und eine Veränderung der Erwartungshaltung.

Wie schon erwähnt, wir alle haben Ursprungsgaben und Ressourcen und dank demenziell veränderter Menschen bekommen wir die Chance, diese bewusst zu reaktivieren, zu nutzen und zu erweitern.

3 Nach Worten fischen – Fallbeispiele

Auf welche Weise können wir in Beziehung gehen, wenn das Regelwerk der Sprache, das uns alle verbindet und Sicherheit gibt, nicht mehr funktioniert?

Der an Demenz erkrankte Mensch verändert sich, ohne dass er es steuert. Fragmente des Regelwerkes der Kommunikation sind nicht mehr präsent und funktionieren nicht mehr automatisch.

Diejenigen, die den Erkrankten begleiten, sind aufgefordert, Angebote zu ermöglichen, damit sich der verändernde Mensch ausdrücken kann. Denn alle Menschen brauchen Resonanz, auch – und vor allem – Menschen mit Demenz.

Im ersten Schritt liegt es an uns, die Veränderung des anderen zu akzeptieren und uns einzulassen auf seine verlagerten Fähigkeiten und die daraus resultierenden Ressourcen, wie Feinfühligkeit, empfindsam sein für Stimmungen, direkt reagieren, auf das was man sieht, hört und wahrnimmt.

Im Assoziative Dialog nutzen wir zum einen die im Kommunikationsmodell (3D Kom) aufgezeigten Veränderungen, indem wir darauf Rücksicht nehmen und die sprachlichen Angebote für den verbalen Kontakt mit Menschen mit Demenz ausrichten. Es zeigt Möglichkeiten auf, wie Pflege-, Betreuungskräfte und Angehörige ihre Sprachfähigkeit so erweitern können, dass sie die Ressourcen und Stärken der sich verändernden Menschen aufgreifen und für Begegnung und Kontakt nutzen können.

Der Assoziative Dialog setzt die Begebenheiten des Moments in Sprache um. Damit wird die Voraussetzung für Menschen mit einer Demenz geschaffen, ihr Erleben in Worte zu fassen.

Fallbeispiel

Frau B. 90 Jahre alt, lebte in einer Pflegeeinrichtung für Menschen mit Demenz und hatte bei unseren ersten Begegnungen ihren Kopf auf dem Tisch abgelegt und bis zum Ende der Stunde nicht gehoben. Nach einigen Wochen, unsere Treffen mit der Gruppe fanden wie gewohnt wöchentlich statt, begann sie, sich aufzurichten und zu beteiligen.

Inspiration war das Wort „Worte", um das es damals ging:

Fr. B.: „Ich glaube, ich lasse mich nicht so leicht inspirieren."
„Mit Worten zu spielen, macht mir Spaß."
Ist das wie Ball spielen als Kind?
Fr. B.: „Ja."
Und wir schauen, wo das Wort hinfällt?
Frau B.: „Ja und mit einem Mal fällt mir was ein."

Womöglich denken Sie: So ein Wort Inspiration! Das verstehen normale Demenzkranke nicht.

Stimmt vielleicht. Auch hier war es notwendig, vorab eine Basis zu schaffen.

Wie sieht das aus?

Ganz einfach: Sie geben Ihrem Gegenüber preis, was Inspiration für Sie bedeutet.

Sie „malen" das Wort aus, mit dem, was Sie damit verbinden.

„Frau B., was kommt Ihnen in den Sinn, wenn Sie das Wort Inspiration hören?"
„Inspirieren?"
„Ja, sowas, wie sich anstecken lassen!"
Lacht
„Ich glaube, ich lasse mich nicht leicht inspirieren …"

Des Weiteren hat Frau B. eine Vorlage gegeben: Spielen, dieses Wort kann genutzt werden und die Assoziation (Verknüpfung/ Verbindung), die ich zum Wort Spielen habe, kann angeboten werden. Das Entscheidende dabei ist, dass die Verbindung mir entspricht, ich bei mir bleibe! Beide sind zu 50 Prozent an diesem Dia-log beteiligt.

Diese Assoziation ist authentisch eingebracht worden. Das erspürt der andere. Wenn wir wir sind, uns authentisch aus dem Moment heraus einbringen, haben wir es leichter, einem Menschen mit Demenz zu begegnen.

Merke

Der Assoziative Dialog unterstützt Menschen im Moment der Begegnung, sich sprachlich miteinander zu verbinden und ist sowohl eine Methode als auch eine Haltung.

Eine Haltung, mit der ich ausdrücke, was ich sehe, mit der ich höre, ohne zu bewerten, um eine Verbindung herzustellen zwischen dem eigenen Erleben und dem des anderen.

Beispiel

Verdeutlichung möglicher Auswirkungen:

Herr X., ein Mann mit frontotemporaler Demenz, lebte in einer Pflegeeinrichtung. Am Abend kam eine Mitarbeiterin in sein Zimmer und sagte, sie würde in 10 Minuten wiederkommen und ihm bei der Abendtoilette helfen. Wesentlich später betrat dieselbe Mitarbeiterin das Zimmer. Herr X. war außer sich und ging mit dem Rollator auf die Mitarbeiterin los, es kam erst zu wortstarken Auseinandersetzungen und im Anschluss zu einem Tumult mit einer dazukommenden Pflegekraft, der in Handgreiflichkeiten endete. Diese Situation endete mit einer umgehenden Einweisung von Herrn X. in das naheliegende psychiatrische Krankenhaus. Herr X. ist renitent, uneinsichtig und gewalttätig gegenüber Personal, so die Wertung.

Beide Wirklichkeiten haben sicherlich ihre Berechtigung.

Die Mitarbeiterin hatte die Absicht, nach 10 Minuten zurückzukommen. Dass sie sich verspätet hatte, war keine Absicht, sondern dem Stress und der Vielfältigkeit der Aufgabenbereiche geschuldet. Es war etwas dazwischengekommen.

Herr X. ist zeitlich und örtlich nicht orientiert – er kann auf der Sachebene nicht mehr bestimmen, wie lange 10 Minuten sind – er kann es nur mit seinen Sinnen – dem Gefühl – wahrnehmen. Er kann sich auch nicht argumentativ auf der Sachebene auseinandersetzen. Er erlebt sein Warten auf seine Art und Weise: Wie jeder Einzelne auf solch ein Warten reagiert, ist so individuell wie es Menschen gibt.

Menschen ohne Demenz würden beispielsweise folgendermaßen reagieren:

- „Sie hatten versprochen nach 10 Minuten wiederzukommen, jetzt ist bereits eine Stunde vergangen, das ärgert mich maßlos, bitte tun Sie sowas nicht noch mal."
- Schweigen, grummeln, mürrisch sein.
- „Na, das waren aber lange 10 Minuten, die Sie mich hier haben sitzen lassen."

Ein Mensch mit Demenz kann auf der Sachebene nicht mehr argumentieren, er reagiert auf sein Gefühl.

Möglicherweise würde hier Folgendes geschehen:

- Vergessen worden zu sein löst Trauer und Resignation aus und bringt dementsprechende Verhaltensweisen mit sich.
- Warten löst das Gefühl von Wut aus.
- Warten ist okay, das löst gar kein besonderes Gefühl aus.
- Warten frustriert und demütigt.

Herr X. war in seinem Berufsleben Jurist, womöglich hatte er das Gefühl, nicht ernst genommen zu werden. Vielleicht ist Unpünktlichkeit etwas, was ihn in Rage bringt. In jedem Fall hatte er ein Empfinden für die Zeit, selbst dann, wenn er nicht benennen konnte, wie lange er konkret warten musste. Und er reagierte auf diese Tatsache mit seinen ihm zur Verfügung stehenden Möglichkeiten. Er reagierte darauf, wie sich die Zeit für ihn anfühlte.

- Wie wäre der Abend verlaufen, wäre Herr D. informiert worden, dass es leider länger dauern würde, bis die Mitarbeiterin zu ihm kommt?
- Wie hätte er reagiert, wenn seine Wut als nachvollziehbar akzeptiert worden wäre?
- Wie, wenn die Mitarbeiterin authentisch ihr Erleben in Worte gefasst hätte? Im Sinn von: Sie sind richtig – ich bin richtig!

Womöglich war die Mitarbeiterin authentisch und hat den eigenen Anteil an der Reaktion des Mannes in diesem Moment aus den Augen verloren, auch das ist menschlich. Bei der Rückschau der Ereignisse sollen wir jedoch daran denken, dass an einem Dialog beide Parteien zu 50 Prozent beteiligt sind.

Merke

Demenz ist eine Krankheit, die bedingt durch die hirnorganischen Veränderungen, unterschiedliche Reaktionen mit sich bringt. Es gibt Verhaltensweisen durch diese Veränderungen, die auch unabhängig von äußeren Einflüssen „ausbrechen".

Genauso jedoch löst auch unser Verhalten Reaktionen aus, die, betrachtet auf der Basis der Fähigkeiten der Betroffenen, nachvollziehbar sind und verständlicher werden.

Der allgemeine Blick, dass Menschen mit Demenz die sind, die defizitär sind, erleichtert das Denken: Sie falsch – wir richtig! Das ist so und ist zugleich nicht so. Unseren Blickwinkel zu erweitern, ist ein Ziel dieses Buches.

Jedes Ereignis in unserem Leben obliegt unserer Bewertung. Die Bewertung des Einzelnen ist maßgeblich für den Blick auf die Dinge. Natürlich kann ich sagen, das Verhalten von Herrn X. ist falsch, er darf nicht so wütend und uneinsichtig sein. Die spätere Beschreibung seines Verhaltens lautete: Uneinsichtiges, renitentes Verhalten gegenüber Mitarbeitern.

Auf der Basis seiner Fähigkeiten hat er adäquat gehandelt. Sein altes Regelwerk, wie gehe ich mit Unpünktlichkeit um, ist nicht zugänglich.

Wenn die Mitarbeiterin sich in der Position „ich bin richtig und er ist falsch" wahrnimmt, entsteht das Gefüge von Macht und Ohnmacht, von richtig und falsch. Dabei ist es zunächst erst einmal nur anders. So sind unsere individuellen Bewertungen der Boden für Eskalation. Verständlicherweise haben wir, wenn wir die Zimmertür öffnen und uns der andere anfeindet und auf uns zu geht, intuitiv die Haltung der Verteidigung. Schließlich habe ich mein Bestes gegeben und mich beeilt, auch wenn es später wurde, als es geplant war. Auf diese Weise gibt es zwei Wirklichkeiten, die beide, nicht bewertet, wahrhaftig sind.

Mit dieser Haltung treffen Menschen oftmals aufeinander. Unsere Regelwerke sorgen allerdings meistens dafür, dass wir nicht kämpfen müssen. Herr X. hat das Regelwerk vergessen und handelt aus dem Moment heraus – Wirklichkeiten treffen aufeinander.

Zu Herrn X. ist abschließend noch zu sagen: Nach diesem Vorfall kam er in eine andere Einrichtung und es wurde sehr viel Wert darauf gelegt, dass man ihm keine „falschen" Zeitangaben machte, eher weit gefasstere. Eine solche Eskalation hat daraufhin nicht mehr stattgefunden.

Menschen bewerten sehr häufig und jeder Mensch verteidigt seine Wirklichkeit, ob er nun an Demenz erkrankt ist oder nicht. Noch etwas, was als Schnittstelle gilt: Das Bedürfnis des Menschen zu bewerten. Im Moment der Begegnung tritt die eigene Bewertung im Assoziativen Dialog von richtig und falsch in die zweite Reihe und ermöglicht dennoch, dass ich sagen kann, was ich will oder nicht. So bleiben wir authentisch – und das nimmt der andere wahr.

4 Einführung in den Assoziativen Dialog

Der Assoziative Dialog hat den Anspruch, im ersten Moment die Wirklichkeit des anderen mit einem Ja aufzugreifen. Das ist deins und das ist meins – Gedanken, Sichtweisen, Gegenstände, Wünsche. Des Weiteren hat er keinen Anspruch auf: Erinnere dich, sondern er hat den Anspruch, den Augenblick und seine Assoziationen authentisch als Basis für den Dialog zu nutzen. So bildet sich eine Brücke in die Welt des sich verändernden Menschen.

In der Begegnung mit Menschen mit Demenz gibt es nur das Jetzt und diesen Augenblick. Der Moment lebt aus der Wirklichkeit beider Seiten. Bezogen auf die Situation mit Herrn X. wäre es durchaus möglich gewesen zu sagen: „Hey stopp, ich sehe Sie sind ärgerlich und wütend, doch ich habe mich bemüht, so schnell wie möglich zu kommen. Dann bleibe ich bei mir und meiner Wirklichkeit und akzeptiere das Erleben des anderen.

Herrn X. habe ich mehrere Jahre begleitet, später werde ich Ihnen noch ein wenig von seiner Entwicklung in der Veränderung seiner Demenz erzählen.

Schnittstellen – mit Menschen mit Demenz

Sie bilden die Basis in der Anwendung des Assoziativen Dialogs im Alltag der Pflege und Betreuung:

4.1 Schnittstelle Sprache

In der Begegnung mit Menschen ist die Sprache immer die erste Wahl für die Kontaktaufnahme, zum Austausch, zum Informationsaustausch. Auch in der Betreuung von Koma-Patienten wurde mir in meiner Ausbildung nahegelegt, zu sprechen, etwas zu erzählen, denn wir wissen nie, wie und wo und was der Mensch hört, versteht, wahrnimmt und braucht.

Sprache ist etwas, was uns Menschen verbindet, und noch etwas ist besonders: wir wenden diese sozusagen im Vorbeigehen an. Wir brauchen also kein explizites Zeitfenster, denn unabhängig davon, was wir tun, jemanden pflegen, waschen, tanzen, spielen, das Sprechen geht in der Regel schlicht und ergreifend nebenher immer unbemerkt unter den Einflüssen der bei 3DKom® aufgezeigten Anteile. Mal gelingt uns die Kommunikation besser, mal schlechter, aber immer nutzen wir diese Fähigkeit. Es ist also nachvollziehbar, dass Menschen, die das Regelwerk vergessen, sich aller Wahrscheinlichkeit nach so was wie verloren, falsch und orientierungslos vorkommen. Umso wichtiger ist es, dass wir helfen, Worte zu finden, Kontakt aufzunehmen und auf diese Weise Ausdruck ermöglichen.

Je nachdem, wie weit fortgeschritten eine Demenz ist, ist es in unserem Sinne kaum möglich Sprache anzuwenden. Falls Sie dies jetzt denken, kann ich nur sagen, das stimmt. Hier hilft der Assoziative Dialog. Wir greifen auf, gerade bei Menschen mir verwaschener Sprache, oder undeutlich sich wiederholender Sprache, was wir verstehen und verknüpfen dieses Wort mit unseren Assoziationen.

Beispiel

Ich stehe in einer Pflegeeinrichtung mit meiner Klientin, die sehr unruhig hin und her läuft, Dinge wiederholt, sich nicht auskennt, Worte wiederholt.

In dem Gemeinschaftsraum befindet sich eine weitere mir unbekannte Frau, die im Rollstuhl sitzt und sich immer weiter mit ihrem Oberkörper auf die Oberschenkel legt und ihre Arme zum Boden streckt. Dabei brummelt sie unverständliche Worte. Niemand außer ihr und mir sind in diesem Raum. Sie beugt sich weiter nach vorne, noch ein Stück mehr und sie könnte umkippen.

Ich könnte hinlaufen und sie nach oben ziehen und sagen, Sie fallen sonst gleicht (So weit ist es aber noch nicht) Ich kann auch hingehen und schauen, was sie eigentlich macht!

Ich habe mich für Letzteres entschieden. Neben ihr kniend schaute sie mich an und sagte etwas, das ich nicht verstand, der Dialekt jedoch war eindeutig Schwäbisch! Da habe ich gesagt: Oh ich glaube, ich habe es hier mit einer Schwäbin zu tun. Sie begann zu lachen, den Kopf abwärtshängend feste nickend. Sie fuchtelte mit dem Armen. „Suchen Sie was?" Wieder Nicken und nicht verständliche Worte. „Darf ich mal schauen?" Nicken. Da fand ich den Plastikbecher, er war ihr wohl heruntergefallen. Lächelnd setzte sie sich mühsam wieder auf!

Kennzeichnend für dieses Vorgehen ist: Aufgreifen, von dem was für mich verständlich ist. Ausgehen davon, dass es erst mal okay ist, dass sie sich so weit nach unten beugt, dass man befürchtet, sie könne rausfallen.

Wäre ich zu ihr gegangen und hätte sie einfach zurück in den Stuhl gehoben und gesagt: „Was tun Sie denn da!" (eine häufig zu hörende Aussage – durchaus auch nachvollziehbar) Hilfreich ist aber, wenn wir weitere Möglichkeiten haben auf einen Menschen zu reagieren. Und was ich am elementarsten finde, keiner von uns mag es, wenn jemand eingreift, sofern keine Gefahr (umkippen) droht.

Wir werden später noch die „schwierigeren" Situationen im Umgang mit demenziell veränderten Menschen anschauen. Dieses Buch dient allerdings in erster Linie dazu, Ihnen die Wirkungsweise und Möglichkeiten des Assoziativen Dialogs aufzuzeigen. Es ist wie Fahrrad fahren lernen, zuerst bekommen wir das Fahrrad erklärt und dann üben wir. Kaum einer fährt gleich den Schwarzwald rauf und runter. Also beginnen auch Sie mit ersten Schritten in ihrem Tempo und ihrer Wahl. Dann ist ein Erfolgserlebnis gewiss. Ob Sie das Fahrrad erst schieben oder lediglich rollen lassen oder sich halten lassen bei den Versuchen, Ihr Weg ist der für Sie richtige.

4.2 Schnittstelle Assoziationsfähigkeit

Assoziation bedeutet etwas in Verbindung zu bringen. Diese Fähigkeit ist eine, die wir alle haben und den ganzen Tag unbemerkt nutzen. Wir sehen etwas, das Gehirn verknüpft und wir erinnern, wir hören etwas, wir verbinden es mit etwas, was für uns individuell wirklich ist.

Im kreativen Schreiben, meiner Fortbildung zur Poesiepädagogin, lag darin ein ganz wesentlicher Aspekt. Viele Übungen dienten dazu, dem Unbewussten Raum zu schaffen, sich auszudrücken. Gabriele L. Rico, hat eine Methode entwickelt, die hilft von der Logik weg hin zur eigenen Kreativität und neuen Verknüpfungen zu finden. Clustern heißt ihre Methode und sie ist für ganz viele Bereiche anwendbar. Sie mag an Brainstorming und Mindmap erinnern, hat kedoch nicht den Anspruch beim Sortieren etwas zu finden, sondern eher einen freien Lauf zu initiieren = die hinter dem ersten Gedanken liegenden Ideen wahrzunehmen. Clustern ist auch eine Methode, die eigene Kreativität zu fördern.

Unser Gehirn verbindet also immer, darauf kann man sich verlassen. Sie betrachten etwas, erkennen es womöglich nicht gleich und unser Gehirn scannt alles alt Bewährte ab und sucht Vergleiche. Ganz einfach voll automatisch und verlässlich. Ein Beispiel: Sie hören das Wort Baum, was fällt Ihnen dazu ein?

Tannenbaum, Blätter, Äste, Wind … egal, wie viele Menschen Sie fragen, manche Assoziationen werden sich überschneiden, andere sich deutlich unterscheiden. Assoziationen sind abhängig von dem jeweiligen Menschen und seiner Biografie. Das, was wir sind, sind wir, weil wir erlebt haben, was wir erlebt haben, und weil wir das, was wir erlebt haben, ganz individuell bewerten. Ausführlicher zum Thema Cluster s. Seite S. 61 f.

Beim Kreativen Schreiben gab es Übungen, die auf folgende Fragestellungen abzielten: Wie erlebe ich was bezogen auf die Sinnesorgane? Wie riecht die Jugendliebe? Nach was schmeckt der Urlaub usw. Assoziative Fragen, die die Sinne aktivieren, meinem Erleben Ausdruck ermöglichen, ohne dass ich konkret sagen muss, was ich erlebt habe. Hier ein Text zum Thema Tod von einer hochbetagten Frau im Pflegeheim.

Der Tod

Die Tanne ist grün.
Der Tod ist für mich wie Tannen und Rosen.
Er ist geruchlos,
kommt hoffentlich lautlos.
Er kann laut und leise sein, niemand weiß es.
Man nimmt ihn,
wie er kommt.

Der Text von Frida B. lässt alles offen und zeigt doch so viel.

Es hat mich fasziniert, dass, wenn die erste Hürde des „Ach, ist das ungewohnt" genommen war, die Menschen mit und ohne Demenz daran Gefallen fanden, ihrem Erleben und ihren Gefühlen auf diese Weise Ausdruck geben zu können.

So war die Assoziationsfähigkeit etwas, was ich durch Fachgespräche bestätigt bekam. Demenziell veränderte Menschen können assoziieren. Sie tun dies oft jedoch anders als wir und manchmal ist es nicht gleich ersichtlich.

Merke

Die Fähigkeit demenziell Erkrankter zu assoziieren, ist eine Schnittstelle für die Kommunikation.

Diese Fähigkeit wurde für mich die Ausgangslage der weiteren Arbeit mit demenziell veränderten Menschen und sie ist auch eine Grundlage in den Schulungen für Fachpersonal wie Interessierte: Das Clusterdenken im Moment der Begegnung – Einlassen auf die eigenen Assoziationen in dem Moment, in dem wir ein Wort hören, ohne dass wir es bewerten. Assoziationen aktiv anzuwenden kann man trainieren. Da wir alles bewerten, ist es am Anfang ungewohnt, doch Übung macht den Meister.

Es gibt einen Impuls, ein Wort, einen Geruch, ein Bild. Der davon ausgehende Impuls verknüpft sich in Sekundenschnelle mit den uns vertrauten Mustern.

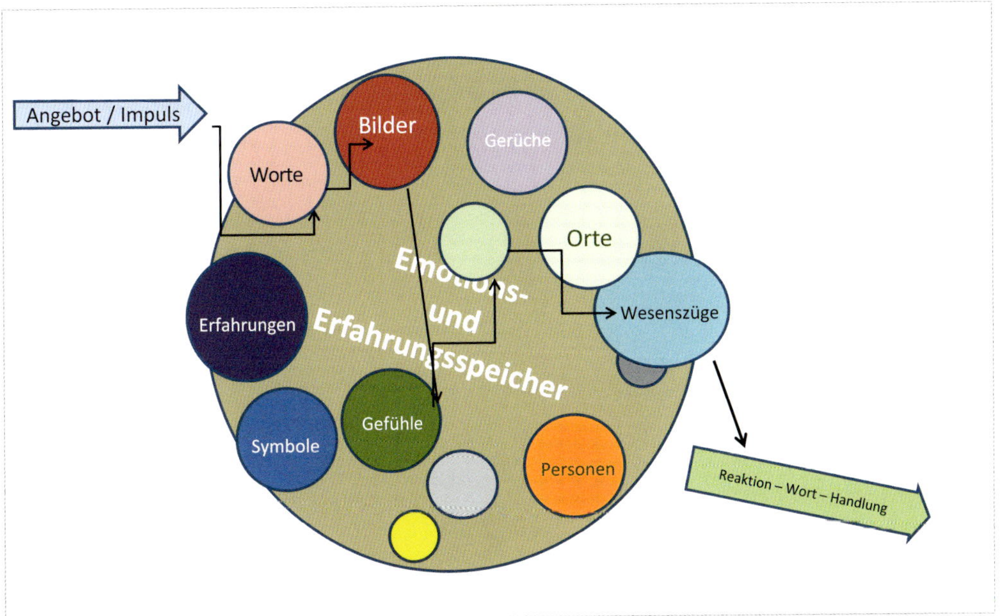

Zur Verdeutlichung ein Funktionsschaubild der Assoziationsfähigkeit des Gehirns beim Menschen:

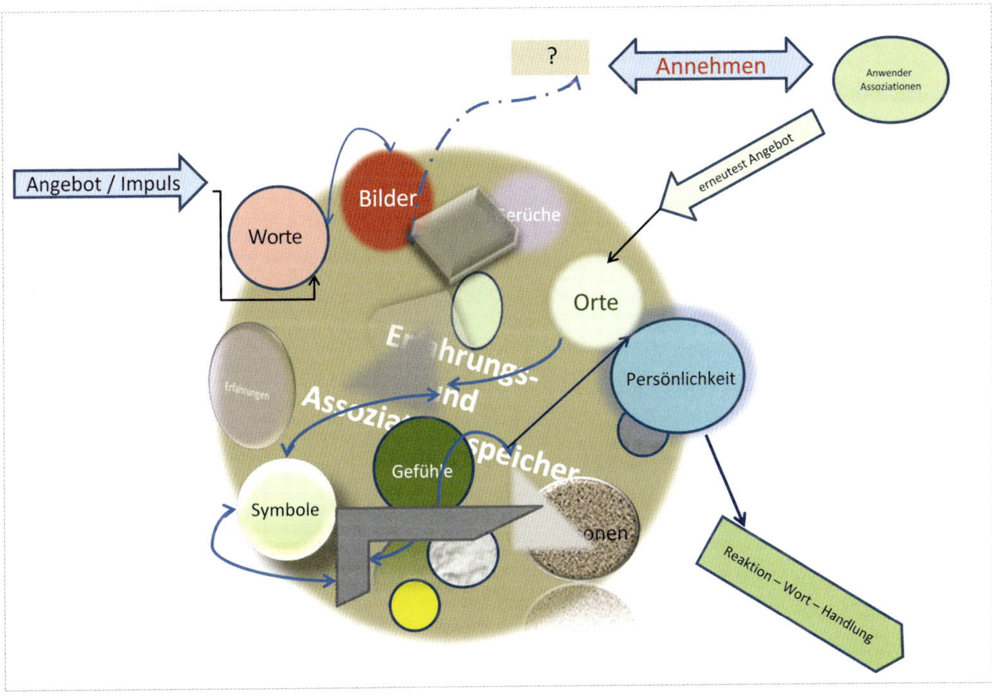

Funktionsschaubild der Assoziationsfähigkeit bei demzieller Veränderung

Das kann unser Gehirn und das tut es auch – einfach so. So ist auch gut nachvollziehbar, dass die Verknüpfung je nach Erfahrung eine sehr Individuelle ist. Stellen Sie sich vor, Sie hören das Wort Kugelschreiber. Was kommt Ihnen in den Sinn? Ein Kugelschreiber, DER Kugelschreiber. Je nach dem, was Sie mit Kugelschreiber verbinden, womöglich der letzte von Hand geschriebene Brief, an den Sie sich kaum oder eben sehr erinnern. Ganz individuell hat das eine oder andere für den einen oder anderen eine intensivere oder keine Verknüpfung. Von daher können wir nie wissen, was bei dem anderen tatsächlich ankommt, denn wir kennen seine Verknüpfungen nicht und womöglich verstehen wir seine Reaktion, seine Handlung nicht auf Anhieb.

Wie sie sehen, sind hier die Erfahrungen teilweise blockiert, zum Beispiel durch ein Alzheimer „Klötzchen" die Orte und andere Erinnerungen. Personen, Symbole usw. können an sich verändert sein und oder sind blockiert. Erhält der Mensch nun einen Impuls, ein Wort, einen Geruch, ein Bild, geht dieser auf die Reise durch das Gehirn, stößt an Blockaden, taucht wieder auf, braucht weitere Impulse, bis er verknüpft wird mit dem, was gerade zur Verfügung steht, und dies löst die Reaktion, das Wort oder die Handlung des Menschen aus. Die Assoziationsfähigkeit ist also eine Schnittstelle in der Kommunikation mit Menschen mit Demenz.

4.3 Schnittstelle: Erleben

Was erleben wir, wenn ein Mensch an Demenz erkrankt ist? Welche Gefühle haben Sie? Wie ginge es Ihnen, würde Ihr Partner, die Diagnose Alzheimer bekommen?

A. Tragen Sie bitte Ihre Gefühle in die linke Spalte ein.

Menschen ohne Demenz erleben	Menschen mit Demenz erleben
Trauer	
Wut	
Ohnmacht	

B. Was glauben Sie, erlebt ein Mensch mit der Diagnose Demenz? Bitte tragen Sie Ihre Ideen dazu in die rechte Spalte.

Was haben Sie entdeckt? Gar nicht so unterschiedlich das Erleben der beiden Seiten. Stimmt`s?

Auf der Emotionsebene erleben wir Menschen die gleichen Gefühle: Ohnmacht, Trauer, Wut, Verzweiflung, Hoffnungslosigkeit, Sprachlosigkeit, Frust, Freude. Wie wir damit umgehen ist so individuell, wie wir Menschen eben sind. Dennoch sind wir auf der Erlebnisebene gar nicht so weit vom Erleben der demenziell veränderten Menschen entfernt!

Der Mensch fühlt, und das ist eine Schnittfläche, die wir haben, um die Kommunikation auf den Moment auszurichten.

Dies ist auch eine Herausforderung für uns, den Blickwinkel der Begegnung auf den Moment auszurichten. Über das, was wir fühlen, sprechen wir nicht ständig. Hinzukommt, dass wir verlernt haben, das, was wir wahrnehmen und fühlen, in Worte zu fassen.

4.4 Schnittstelle: Stärken/ Ressourcen

Übung

Welche Stärken haben Demenzkranke, was können sie besonders gut?
Listen Sie für sich auf, was Ihnen ad hoc einfällt.

Stärken / Ressourcen
•
•

Es braucht in der Regel immer etwas Zeit, bis sich die Gedanken vom Aufzählen der Defizite hin zu dem bewegen, was die Stärken der Menschen mit Demenz sein könnten. Doch Schritt für Schritt fallen uns Dinge ein wie: alte Gedichte aufsagen, Lieder singen, Emotionen zeigen . . .

In der Methode des Assoziativen Dialogs wird von folgenden Stärken und Ressourcen ausgegangen:

- direkt und klar,
- leben im Hier und Jetzt > Im Moment,
- authentisch,
- feinfühlig,
- mitteilungsbedürftig,
- empfindsam für Stimmungen,
- können gut zwischen Aufrichtigkeit und Unaufrichtigkeit unterscheiden,
- leben ihre Emotionalität,
- nicht unbedingt nachtragend,
- Leben mit eruptiven Erinnerungen.

Was bedeutet dies im Einzelnen?

Direkt und klar: Werden die Regelwerke des Miteinanders vergessen, beginnt der Mensch das zu sagen, was er im Moment gerade denkt, sieht und fühlt. Alle Menschen haben das zu Beginn des Lebens getan. Unsere Eltern brachten uns dann die Regeln bei und sie wurden zu den unseren.

Leben im Hier und Jetzt, im Moment: 3D Kom zeigt auf, wie sich die Kommunikationsfähigkeit verändert. Zunächst ist es schwierig zu akzeptieren, dass die Vergangenheit zur Gegenwart wird und kein stichhaltiges Argument mehr bei der Erklärung hilft. Hinzukommt, dass die Zeitwirklichkeit oftmals eine andere ist, als die unsere. Wir wissen zum Beispiel, dass die Mutter von Frau A. schon lange tot ist – für Frau A. jedoch lebt sie noch.

Das, was in einem Moment greifbar und wahr ist, wird für den sich veränderten Menschen sprachlich nutzbar. Das, was er fühlt, genauso wie das, was er sieht und gerade denkt. Demenziell veränderte Menschen sind authentisch.

Authentisch: Wenn unser Fokus auf den Moment ausgerichtet ist und die Regelwerke des Miteinanders nicht mehr relevant sind, ist die Persönlichkeit dazu in der Lage zu zeigen, was sie tatsächlich gerade erlebt. Der Mensch zeigt dann seine Emotionen und spricht aus, was er denkt, wenn dies seinem Typus entspricht.

Feinfühlig: Wenn wir den Moment wahrnehmen und unseren Geist beruhigen, dann wird die Feinfühligkeit in uns aktiv. Babys nutzen ihre Feinfühligkeit, um zu erspüren, wovon sie umgeben sind und was geschieht.

Mitteilungsbedürftig: Der Mensch hat das Bedürfnis danach, Resonanz zu erleben und sich mitzuteilen. Menschen mit einer Demenz wollen dies auch, jeder auf seine individuelle Weise.

Empfindsam für Stimmungen: Menschen sind prinzipiell empfindsam für Stimmungen, jeder auf seine Weise. Kinder sind sensibilisiert auf die sie umgebende Stimmung, denn sie ist eine Richtschnur zur Wahrnehmung des eigenen Umfelds und zur Entwicklung der Fähigkeit, darauf adäquat zu reagieren. Jeder Erwachsene kann sich wieder auf diese grundsätzliche Fähigkeit zurückbesinnen. Dafür ist es notwendig, die eigenen Regeln, Normen und Bewertungen des eigenen Erlebens zur Seite zu legen. Menschen mit Demenz verfügen über eine Empfindsamkeit jenseits von gesellschaftlichen Regeln.

Können gut zwischen Aufrichtigkeit und Unaufrichtigkeit unterscheiden: Dies ist ein Ergebnis der Empfindsamkeit für Stimmungen. Der Fokus ist auf die Wahrnehmung im Moment ausgerichtet. Versuchen Sie, einem demenziell veränderten Menschen etwas „vorzugaukeln", zum Beispiel, dass Sie keinen Stress haben oder abgelenkt sind, wird es Ihnen nicht gelingen. Menschen mit Demenz spüren die Authentizität Ihres Gegenübers und reagieren auf alles, was sie erleben unmittelbar und unverstellt.

Leben ihre Emotionalität: Wie im Modell 3D Kom beschrieben, spielt die Ebene der Emotion in der Kommunikation eine zentrale Rolle. Das Empfinden von Gefühlen bleibt bei vielen Demenzformen die Richtschnur für den Betroffenen und die Menschen in deren Umfeld. Menschen mit einer Demenz leben ihre Emotionalität oft ohne Kontrollmechanismen. Das ist oftmals eine wahre Herausforderung für die Menschen in ihrer Umgebung, die dies in der Regel nicht gewohnt sind.

Nicht unbedingt nachtragend: Menschen mit einer Demenz können sich nicht an das, was geschehen ist, das, was gesagt wurde, erinnern. Das stimmt. Doch außer dem kognitiven Erinnern verfügt der Mensch auch über ein emotionales Gedächtnis zur Orientierung. Dadurch kann es zu Situationen kommen, in denen wir uns auf der Sachebene nicht erinnern, unser Gefühl aber etwas anderes signalisiert. Dies bedeutet: Neben der kognitiven Erinnerung verfügt der Mensch auch über die Fähigkeit des emotionalen Gedächtnisses, des „Fühlerinnerns".

Emotionales Gedächtnis: Wir sollten es nicht unterschätzen und es auch als möglichen Erklärungsversuch bei schwierigem Verhalten miteinbeziehen, dass ein Mensch sich aus der Emotion heraus erinnert.

Beispiel

Ich stehe in einem Aufzug mit einer über 90-jährigen demenzkranken Frau und bevor sich die Aufzugstür schließt, passierte ein Pfleger den Flur und grüßt. Die Frau neben mir sagte: „Verlogener Hund!"

Was kann ich tun und wie darauf angemessen reagieren?

Wir sprechen demenzkranken Menschen in der Regel ab, dass sie sich an etwas erinnern, was tatsächlich war. Doch wissen wir es wirklich? Wenn ich mich an diesen Pfleger erinnere, dann war er auch mir unangenehm. Es war ein Gefühl, einfach so und ohne Grund. Einfach eine individuelle Empfindung und ich würde eine solche Äußerung nicht machen, da ich sie ja nicht begründen könnte, sie basiert ausschließlich auf meinem individuellen Empfinden. Möglicherweise hat die demenzkranke Frau neben mir ebenfalls nur ein unangenehmes Gefühl in der Begegnung mit dem Pfleger empfunden, das wiederum mit ihren eigenen, vielleicht unangenehmen Erlebnissen verknüpft wurde. Alles zusammen hat bei ihr zu dieser Reaktion geführt.

Wie nun reagieren? Normalerweise würden wir fragen: „Wieso? Was hat er Ihnen getan?" Das könnten wir sagen, jedoch kann ein demenziell Erkrankter auf diese Frage in der Regel nur eine ausweichende Antwort geben, da er die Fakten nicht mehr weiß.

Hier habe ich das gesagt, was meiner Wirklichkeit auch entsprach: „Manchmal hat man einfach so ein Gefühl zu jemandem, ohne dass man dies konkret benennen kann!"

„Ich weiß, dass es so ist!", hat sie mir geantwortet.

„Dann ist die Vorsicht immer gut!", sagte ich daraufhin. Damit gebe ich ihr nicht explizit recht, weil ich den Hintergrund auch nicht kenne.

„Ja!", hat sie gesagt und gelacht und mir den Unterarm getätschelt!

Merke

Wir können nie sicher sein, dass das, was uns ein demenziell erkrankter Mensch erzählt, aus einer tatsächlichen Erfahrung stammt oder nicht

Beispiel

Ein Betreuer besuchte Herrn F., einen älteren Herrn, der durch jahrzehntelangen Alkoholabusus demenziell verändert war und renitentes Verhalten im Alltag zeigte. Was so viel bedeutet, dass der Betreuer froh war, eine Einrichtung zu finden, die überhaupt bereit war, ihn aufzunehmen.

Bei einem Besuch ergab sich Folgendes:

Herr F.: „Das hier ist ein verlogenes Pack. Die reden hier schlecht über mich, richtig schlecht."

Betreuer: „Was sagen sie denn?"

Herr F.: „Dass ich stink und so … immer, immer reden sie richtig schlecht. Ich will hier weg!"

Womöglich denken Sie jetzt: Nun ja, seine Veränderungen sorgen für eine veränderte Wahrnehmung. Dieser Gedanke ist alles andere als unberechtigt, dennoch recherchierte der Betreuer. Das Pflegepersonal sagte, dass sie in seinem Zimmer immer die Regelwerke der Freundlichkeit einhielten, dass Herr F. es ihnen alles andere als leicht machen würde mit seinem massiven renitenten Verhalten. Zurück im Zimmer, tobte und schrie Herr F. und hatte wohl das Gefühl die ganze Welt hat sich gegen ihn gestellt. „Die lügen, die lügen, mir glaubt keiner." Wem glaubt man nun was? Folgende Frage fiel dem Betreuer ein: Woher weiß Herr F. denn, dass die Mitarbeiter schlecht über ihn reden?

Hört er womöglich Stimmen? Braucht er ein Psychiatrisches Konzil? Oder gibt es überhaupt eine Erklärung? Als er Herrn F. diese Frage stellte, stand dieser auf, ging zu seinem Telefon, das neben seinem Bett stand, drückte die 0 und reichte den Hörer weiter.

Durch den Hörer konnte er die Stimmen im Stationszimmer hören. Eine Fehlschaltung der Telefonanlage war die Ursache dafür, dass Herr F. die Stimmen der Fachkräfte im Stationszimmer hören konnte.

Sachebene: Wieso hat Herr F. dies nicht gleich gesagt? Vermutlich war ihm dies, bedingt durch seine Alkohol Demenz, nicht möglich. Was ist wahr, was ist nicht wahr, wem glauben wir? Wann ist es die Erkrankung, die Vorstellungen auslöst, wann nicht. Das ist sicherlich eine sehr schwierige Gratwanderung. Ich erwähne dieses Beispiel, damit wir den Blickwinkel für die verschiedenen Möglichkeiten, die bestimmten Verhaltensweisen zugrunde liegen, erweitern.

Eruptive Erinnerungen: Welche Auswirkungen hat das Sich erinnern können in unserem Alltag? Weil wir uns erinnern können, sind wir in der Lage, uns zu merken, was wir gelernt haben. Wir sind in der Lage, zu sprechen, wie wir sprechen und wissen, was von uns gefordert ist und können eigene und fremde Regelwerke einhalten. Erinnerungen steuern unser Verhalten – geben uns Orientierung und sind ein Instrument zur Gestaltung und Wahrnehmung des Lebens. Demenziell veränderte Menschen verlieren diese bewusste Gestaltungsmöglichkeit. Sie leben mit eruptiven Erinnerungen. Erinnerungen, die wie ein Vulkan eruptieren und zur Gegenwart werden. Erinnerung von Erlebnissen, die möglicherweise schon vor mehreren Jahrzenten stattgefunden haben, können sich für demenziell veränderte Menschen wie Erlebnisse aus der Gegenwart anfühlen.

Im Zusammenhang eruptiver Erinnerungen kann alles sprudeln, was in diesem Leben erfahren wurde. Es kann als Erklärungsmuster dienen, es können unverarbeitete Erlebnisse ans Tageslicht geschwemmt werden. Sehnsüchte, Wünsche, Schuldgefühle, einfach alles gerät durch einen Auslöser an die Oberfläche. Wie sich die Dinge verknüpfen und sich in die Wahrnehmung integrieren, ist so unterschiedlich wie es Menschen und Erfahrungen gibt.

Beispiel

Zu den Anfangszeiten der Entwicklung des Assoziativen Dialogs arbeitete ich in einem Pflegeheim, das das Projekt „Wortbiografische Gesprächsgruppen mit demenziell veränderten Menschen" sehr förderte. Die Gruppen hatten immer eine Anzahl von maximal 5 Teilnehmerinnen und wechselten für ein halbes Jahr nicht. Wir trafen uns wöchentlich für eine Stunde.

Eines Tages kam ich auf den Demenzbereich. Die Fachkraft kam auf mich zu und fragte, was ich denn mit Frau T. das letzte Mal angestellt hätte, sie wäre ziemlich durch den Wind seither und wolle nun immer nach Hause und sich um ihre Kinder kümmern.

Ich konnte mich an nichts Gravierendes in der letzten Sitzung erinnern und hatte ein schlechtes Gewissen. Damals, noch in der Experimentierphase, sorgten solche Gespräche wohl manchmal auch für Wirbel, im Sinne von Unruhe oder Unzufriedenheit. Heute weiß ich, dass alles für Wirbel sorgen kann: Gerüche, Worte die man hört, Gespräche zwischen anderen Menschen usw.

Ich nahm damals Frau T. mit in unser Gesprächszimmer. Auf dem Weg dorthin vergaß sie, dass sie nach Hause wollte, um sich um ihre Kinder zu kümmern. Vergessen hat oft auch eine entspannte Seite. Doch wenn Frau T. die ganze Woche nach Hause will, dann ist sie wohl durch irgendetwas aufgewühlt. Ich arbeitete mit dieser Gruppe nun schon über ein Jahr und kannte die Damen ganz gut, das war auch der Grund, warum ich das Gespräch dorthin lenkte. Ich fragte sie: „Frau T., sie wollten vorhin nach Hause und sich um ihre Kinder kümmern." Etwas irritiert schaute sie mich an, dann kehrte wohl die Erinnerung zurück: Sie nickte und sagte, ja also ich muss nachher dringend nach Hause. . ."

E: „Wie alt sind denn ihre Kinder?"

T: „15 und 12"

E: „Na, das ist ja gut, dann können die auch kurz selbst auf sich aufpassen."

T: „Ja."

E: „Wie alt sind Sie denn Frau T."

T: „19!"

Die Frau gegenüber lachte laut auf.

T: „Oh, da stimmt was nicht."

E: „Ja. Tochter 15 und sie 19…"

So ging es eine Weile hin und her. Die anderen Teilnehmerinnen gaben Kommentare ab und irgendwann wusste Frau T. wie alt sie war, 44 Jahre war sie ganz sicher alt.

„Und ich muss heim!"

Daraufhin sagte eine Teilnehmerin: „Ja, ich bin auch noch nicht sooo alt!"

Hier kam der Wendepunkt, ich tat etwas, was ich nicht gerne mache: Realitätsorientierung (ROT). Da ich damals 44 Jahre alt war, legte ich meine Hände auf den Tisch.

E: „Frau T., ich bin 44 Jahre alt. Legen Sie doch bitte Ihre Hände mal zwischen meine!"

Sie tat es und alle betrachteten die beiden Handpaare.

T: „Oh, meine sind ganz alt!"

Ich griff nach ihren Händen, sie waren ganz weich.

E: „Ja, sie haben ältere Hände als ich und die sind ganz weich."
(Wahrnehmung des Moments)

T: „Ja, ich pflege die auch, die sind wichtig!"

So kam das Wort in diese Runde: Hände.
Wir unterhielten uns über Hände, was die so tun, für was man sie nutzt usw.
Plötzlich sagte Frau T. „Da unten, da ist eine Frau, die sagt immer: Hier muss man sterben! Ich will nicht sterben, ich bin 44 und gehe nach Hause zu meinen Kindern, hier bleibe ich nicht."

Das also war die Ursache dafür, dass Frau T. die „Lösung – ich will nach Hause" suchte. Als wir auf den Wohnbereich kamen, war die behandelnde Ärztin für Frau T. schon vor Ort. Es kam heraus, dass eine neue Bewohnerin seit einer Woche hier lebte, die im Aufenthaltsraum immer schreien würde: „Hier muss man sterben!"

Es wurde beschlossen, die neue Bewohnerin weiter von Frau T. wegzusetzen und zu beobachten, wie sich ihr Verhalten daraufhin verändert. Dann erst wollte man evtl. die Medikation verändern.

Erläuterung zum Beispiel unter 3D Kom:

SACHEBENE: Neue Bewohnerin ruft immer: „Hier muss man sterben!" Kann von Frau T. nicht benannt werden.

EMOTIONSEBENE: Diese Ausrufe sorgen für Konfrontation mit dem eigenen Sterben auf der GEFÜHLSEBENE: Rational kann dies nicht betrachtet werden, und ein Argument, wie „Sterben kann man überall", würde hier auch nicht weiterhelfen. Sie will nicht sterben und wenn man das hier muss, dann will sie nach Hause! Daheim sind meine Kinder (Vergangenheit wird zur Gegenwart!).

So ist nachvollziehbar, dass Heim gehen auf der Emotionsebene, das ist, was gegen Sterben hilft! Denn „Daheim ist man sicher! – Weil jünger?" Spekulationen in alle Richtungen sind möglich, allerdings unnötig, denn sie helfen uns beim Umgang damit nicht. Die neue Bewohnerin bekam einen anderen Platz und Frau T. musste nicht neu mit Medikamenten eingestellt werden.

Zusammenfassung

Alle alten Menschen haben Höhen und Tiefen ihres Lebens bewältigt, Probleme gelöst, Feiern gefeiert, gelacht, gelitten, gelebt. Jetzt erinnern sie sich nicht mehr daran, dies ist erst einmal alles. Manchmal fällt der Satz in meinen Seminaren: „Demenzkranke sind manchmal wie Kinder!"

Weshalb entsteht dieser Eindruck? Spüren wir, dass die Ressourcen, die Menschen mit Demenz haben, etwas sind, was jeder Mensch zu Beginn seines Lebens mitgebracht hat? Worauf haben wir alle als Babys reagiert? Wir konnten noch auf keine in diesem Leben gemachte Erfahrung zurückgreifen und haben doch etwas mitgebracht, was uns Orientierung bietet: unsere Sinne, unsere Wahrnehmung und Intuition. Als dieser Mensch auf dieser Welt hatten wir alle noch keine Erfahrung, dadurch noch nichts Vergangenes, wir verließen uns ganz auf unsere Feinfühligkeit, wir waren authentisch, sensibel für Stimmungen. Wir folgten dem Gefühl des Hungers, des Schmerzes, der Freude und der Trauer und zeigten diese demjenigen, der gerade da war. Wir erspürten Freund und Feind. Wir waren mitteilungsbedürftig, haben umgehend dafür gesorgt, dass bemerkt wird, wie wir uns fühlen.

Dann, mit dem Heranwachsen kamen die Regeln hinzu. In jeder Kultur sind diese unterschiedlich. Die Kultur und die Menschen die darin leben, haben uns geprägt und uns auf-

gezeigt wie wir uns verhalten sollen – auch welche mitgebrachten Gaben als Orientierung weiterentwickelt wurden oder in den Hintergrund traten. So wurden wir alle erwachsen!

So können wir über Menschen, die sich nicht mehr erinnern auch sagen: Sie erinnern sich wieder daran, dass es außerhalb der Erinnerung noch Sinne gibt, die uns Orientierung bieten!

Und wir haben vergessen, dass es sie gibt, die Feinfühligkeit, die Empfindsamkeit für Stimmungen, das Leben im Hier und Jetzt, und es liegt an den noch nicht erkrankten Menschen, diesen Fähigkeiten wieder Beachtung und Wertschätzung entgegen zu bringen. Uns selbst quasi wieder daran erinnern, dass wir diese Sinne haben und akzeptieren, dass der andere sich darauf verlässt.

Inspiration

Eine Geschichte aus dem Buch „Die Seele der Welt"

Ein alter Mann sitzt am Stadttor, als ein Fremder auf ihn zukommt und ihn anredet: "Ich war noch nie in dieser Stadt. Wie sind die Leute hier denn so?"

Der alte Mann antwortete mit einer Gegenfrage: „Wie waren denn die Leute in der Stadt aus der du kommst?"

„Lauter Egoisten und Bösewichte. Aus diesem Grund bin ich von dort weggegangen", antwortete der Mann.

Da sagt der alte Mann zu ihm: „Du wirst dieselben Leute hier finden."

Ein wenig später kommt ein weiterer Fremdling und fragte den alten Mann: „Ich bin gerade hier angekommen, wie sind die Leute hier denn so?"

Und wieder fragt der alte Mann zurück: „Sag mir, mein Freund, wie waren denn die Leute in der Stadt, aus der du kommst?"

„Ach, die waren wirklich nett und sehr hilfsbereit. Ich hatte viele Freunde dort. Es ist mir schwer gefallen sie zu verlassen."

„Siehst du, dieselben Menschen wirst du hier finden", antwortete der alte Mann.

Wie aber kann der alte Mann auf dieselbe Frage zwei vollkommen verschiedene Antworten geben? Weil jeder seine Welt mit sich in seinem Herzen trägt. Zwei Brüder, zwei Freunde, zwei Eheleute werden die Welt nie auf dieselbe Weise sehen, selbst wenn ihr Alltag vollkommen gleich ist.

„Der Blick, den wir auf die Welt richten, enthüllt uns nicht die Welt selbst, sondern nur das, was wir durch die Linse unserer Empfindungen, unserer Emotionen, unseres Geistes, unserer Kultur als Welt wahrnehmen. Wenn die Welt euch traurig und feindlich erscheint, müsst ihr nur euren Blick verändern, schon wird sie anders auf euch wir-

ken." (S. 85 aus: „Die Seele der Welt – Ein Buch von der Weisheit der Religionen", Frederihc Lenoir)

Merke

Wir können Demenzkranke in vielen unterschiedlichen Facetten beschreiben. Wir entscheiden, wie wir sie wahrnehmen und bewerten. Alle Menschen brauchen Resonanz, auch Menschen mit Demenz, wenn wir uns selbst in die Lage bringen, ihnen dieser Resonanzkörper zu sein, entsteht Begegnung außerhalb der Zeit.

Tipp

Der Mensch ist ein Gewohnheitstier. Ungewohntes wird eher kritisch beäugt. Wir sind auch ein Volk, das darauf spezialisiert ist, Gegenargumente und Antworten zu finden, anstelle von bewertungsneutral erst einmal zuzuhören.

Am Ende dieses Buches finden Sie leere Seiten. Dort können Sie alle Ihre Gegenargumente und Fragen zum Verständnis notieren.

Warum? Zweifel, Fragen Bedenken sind wichtig, sie halten uns jedoch auch ab, offen und erkundend weiterzulesen. Schauen Sie am Ende des Buches, welche Bedenken sich aufgelöst haben, welche Fragen beantwortet wurden. Welche Erkenntnisse das offene und freie Lesen Ihnen gebracht hat. Dies ist auch schon eine der ersten Übungen für Anwender des Assoziativen Dialogs – das generative Zuhören – dem Wort folgend – Bewertungen vermeiden.

5 Anfänge und Grundlagen des Assoziativen Dialogs

Die beiden „eingeschmuggelten Damen" in der Biografiegruppe, welche so gut ansprachen auf die assoziativen Fragen und Bilder, waren die Impulsgeberinnen für Gesprächsgruppen mit an Demenz erkrankten Menschen. Das gesamte Konzept wurde auf den Kopf gestellt, denn Fragen nach Realitäten und Fakten waren nicht sehr hilfreich, und das 3DKom® Modell noch nicht in Sicht.

Maßgebend waren ausschließlich die Reaktionen der Frauen. Fragen, die darauf abzielen Metaphern zu formulieren, um dadurch das Erleben und die eruptiven Erinnerungen in Sprachbildern zu fassen, dienten der Kontaktaufnahme und der Möglichkeit zu sprechen. Es gab kein richtig oder falsch, es gab einfach nur viele Möglichkeiten zu verknüpfen und dadurch etwas zu beschreiben. Das Gefühl war die Richtschnur für den Ausdruck. Schmeckt die Liebe heute nach Erdbeeren oder nach Linzer Torte? Ist die Liebe der Jugend bitter oder zuckersüß? Ist die Freude rot, rosa oder grün … Es gab einen Raum, indem jede/jeder sein konnte, wie er war, sagen konnte, was er fühlte, ohne an Fakten gebunden zu sein – das war die Pforte, auch wenn es nicht immer einfach war hindurch zu gehen. Die Frage nach der Farbe brachte oft staunende Gesichter oder Gelächter mit sich. Das war der Moment, indem eigene Beispiele gebracht werden mussten, damit das Ungewohnte begehbar wurde.

Ich war zutiefst davon überzeugt, dass der Mensch das Bedürfnis hat, sich mitzuteilen und teil zu haben am Geschehen – immer auf seine Art und Weise und immer in seiner Intensität. Der Mensch will sich Ausdruck geben – auch durch Schweigen, will sich verstanden wissen – im Sinne von akzeptiert, so wie er ist, in seiner Art und in seiner Intensität. Nicht alle wollen reden, das ist so mit und ohne Demenz und das ist gut so!

Wortbiografie-Gruppen hießen diese Gesprächsgruppen. Zu Beginn waren sie gemischt mit Menschen mit und ohne Demenz. Wir schauten nach der individuellen Bedeutung von Worten und fischten nach dem, was aus den Gedanken der Teilnehmerinnen in diesem Moment zur Verfügung stand.

Frau B. und ihre Assoziationen zu dem Wort ICH

Ich?

Ich denke nie darüber nach.
Ich muss echt eingestehen,
Ich weiß nicht, wie ich bin.

Eigentlich
Habe ich mich
Mit den Schwierigkeiten
Verloren.

Meine Gedanken
kreisen
In den Wolken.
Sie schieben sich alle zusammen,
voller Glanz!

Sie wundern sich womöglich, zumindest habe ich solche Reaktionen auf solche Texte vom Fachpersonal erhalten. Zweifel, ob ich schummle, waren zu spüren, hochgezogenen Augenbrauen, fragende Gesichter – wie soll das bei ihr möglich sein? Gleichzeitig gab es auch die, die sagten: „Ja manchmal, manchmal sagt sie Sätze, da staune ich echt, sie ergeben keinen Sinn, dennoch sind sie schön!" Und Aussagen wie: „Ja, wenn man Zeit hat, dann vielleicht!" Die ersten Jahre erklärte ich und rechtfertigte ich mich, nahm Zeugen mit in die Gruppe, die bestätigten, dass das Gesagte auch tatsächlich gesagt wurde.

In diesen Aussagen liegt die gesamte Problematik der Kommunikation mit demenziell veränderten Menschen. Ein Hauptpunkt ist unsere Bewertung von möglich und unmöglich, richtig und falsch. Ich weiß, wovon ich spreche. Schließlich ergeht es mir wie allen Menschen, ich bewerte auch. Bewerten ist etwas zu tiefst Menschliches. Doch im Laufe der Jahre lehrten mich Menschen mit Demenz, meine Bewertung, zumindest in der Begegnung mit ihnen, hinten an zu stellen. Erst mal offen zu sein, zu dem, was da ist, um mich dann einzubringen, mit dem, was das Gehörte in mir auslöst. Sie lehrten mich, sie als diejenigen, die sie im Moment der Begegnung sind, wahrzunehmen. Und das, was sie wie auch immer verknüpfen erstmal als wahrhaftig anzuerkennen und den Verlauf des Gespräches darauf aufzubauen. Das ist die Basis des Assoziativen Dialogs. Und sie lehrten mich, dass ich Angebote machen musste, wenn die eigenen Worte fehlten, der Inhalt des Wortes keine Resonanz fand oder wenn das Wort, das gesagt wurde, in meinem Wortschatz nicht existierte. Dann begann das Hin und Her, bis es gefunden wurde. Zumindest das Wort, welches das Gefühl des demenziell erkrankten Menschen befriedigte.

Zurück zum Text ICH von Frau B.. Wieso beschreibt Frau B. sich an jenem Tag so? Weil sie es so empfunden hat. Einen Tag später hätte es anders sein können. Der Text berührt, weil er assoziativ ist, und Ihre Bilder, die Sie beim Lesen des Textes haben, finden ebenso Raum. Das schafft, wenn wir es stehen lassen können, Nähe. Manchmal wollte ich gerne mehr Fakten wissen, was genau war geschehen, wieso fühlt sie sich so, weshalb … Oft hat mich diese Neugier dazu getrieben, diese Fragen, die eine konkrete Antwort erwarten, auch zu stellen. Meist erlebte ich dann den Rückzug der anderen, weil ich sie damit in die Enge der Fakten trieb, und diese gerade nicht zugänglich waren. Manchmal jedoch, wenn das Zeitfenster offen war, gab es auch Antworten und das muss ich gestehen, ist schön, weil es meiner Art zu denken entspricht. In der Regel treiben wir Menschen wie Frau B. mit solchen Fragen in die Enge und fördern ihren Rückzug oder nähren ihr Gefühl nichts zu wissen. Aus diesem Grund versuche ich, solche Fragen zu vermeiden.

Sie alle kennen die Gesichter der Menschen, die an Demenz erkrankt sind und die die Antwort auf Ihre Frage nicht wissen. Die Reaktionen reichen von stillem Schauen, wortlosem Wegdrehen, ins Lächerliche ziehen, Ausreden suchen. Die Facetten sind vielfältig, denn wir alle wollen unser Gesicht wahren. Wir alle wollen Teil des Ganzen bleiben. Wir wollen dazugehören, sein dürfen, geliebt und geachtet werden – weil wir Menschen sind!

Wie kam es zu Frau B.s Aussagen, war sie einfach noch sehr fit?

War sie begabt, sprachlich begnadet auch in ihrer Demenz? Ich weiß es nicht, denn in der Arbeit damals spielte das für mich keine Rolle, ich war zu der Zeit darauf fixiert, Raum zu schaffen, damit Menschen sich in Worte fassen können. Die Ideen dazu kamen aus meiner Poesiepädagogischen Fortbildung, dem kreativen Schreiben. Hier geht es darum, wie es durch Schreibübungen gelingt, dem Unbewussten Worte Bilder und Form zu geben. Hier in dieser Arbeit floss sehr viel davon mit ein.

Ein Dialog mit Frau B.

Beispiel

Heute habe ich das Wort ICH mitgebracht, Was kommt Ihnen in den Sinn, wenn Sie dieses Wort hören?

„Ich?"

„Ja, wie erleben Sie sich?"

„Ich denke nie darüber nach."

(Schweigen)

„Ich muss echt eingestehen, ich weiß nicht, wie ich bin."

„Mhm, das ist auch schon eine ausgesprochen schwierige Frage."

„Eigentlich habe ich mich mit den Schwierigkeiten verloren."

„Verloren." – *Sie nickt*

„Meine Gedanken."

(Schweigen)

„Was geschieht mit Ihren Gedanken?"

„Sie kreisen."

„In ihrem Kopf?" *(Sie schüttelt verneinend den Kopf)*

„In den Wolken." (Sie lächelt)

„Und was tun die Gedankenwolken da oben?"

„Sie schieben sich alle zusammen,

hell, dunkel? Wie?" *(Sie lächelt und verneint)*

voller Glanz!

Im Anschluss las ich ihr die Zeilen vor, die sie gesagt hatte. Das Lächeln auf ihrem Gesicht und ihr Nicken waren für mich das Zeichen für Zufriedenheit – sie findet sich, auch ohne Fakten.

Diese und weitere Begegnungen waren der Anstoß zur Suche nach der Möglichkeit, die Haltung und Methodik der Wortbiografie so zu vereinfachen, dass sie im Alltag der Pflege und Betreuung und im Leben mit demenziell veränderten Menschen eingebunden werden kann. Der Assoziative Dialog ist das Ergebnis. Er bietet die Möglichkeit mit 3 Schritten auf die Wirklichkeit des anderen zu reagieren, so dass weder er noch wir falsch sind. 3 Schritte für zwei Wirklichkeiten, 3 Schritte mit Wirkung!

Die Vorgehensweise – drei Schritte

Im Folgenden ist eine typische Situation der Erscheinungsform Demenz geschildert. Der Dialog wird theoretisch erklärt und mit Übungsmöglichkeiten vertieft, sodass Sie einen ersten Einblick in die Anwenderhaltung und Vorgehensweise erhalten.

3 Schritte für 2 Wirklichkeiten:

Schritt 1. Sie hören, ohne das Gesagte zu bewerten.

Schritt 2. Sie verknüpfen das Gesagte mit Ihren Assoziationen.

Schritt 3. Sie bieten die Wahrnehmungsebene für den weiteren Dialog an.

Beispiel

Situation: eine Betreuungskraft kehrt mit Frau U. in den Gemeinschaftsraum zurück, am Tisch sitzt ihr Ehemann und wartet.

Frau U. zur Betreuungskraft: „Wer ist der Mann dort?"

Betreuungskraft: „Frau U., das ist Heinz, Ihr Mann!" Frau U.: „Nein! Ich bin doch nicht verheiratet!"

Sie werden ähnliche Situationen sicherlich aus Ihrem Arbeitsalltag kennen, was tun Sie jetzt in der Regel?

- Sie schauen betreten zu Herrn U..
- Sie korrigieren Frau U. und versuchen, ihr klar zu machen, dass das da vorne ihr Ehemann ist und sie wer weiß wie lange schon mit ihm verheiratet ist.
- Sie lenken sie ab, locken sie damit, dass sie sich erst mal hinsetzen soll und einen Kaffee trinken kann.
- Sie lassen sie stehen, gehen zu Herrn U. und schicken ihn nach Hause, da seine Frau heute nicht orientiert ist, dabei tätscheln sie ihm auf die Schultern.

Wie fühlen Sie sich, wenn sie diese Möglichkeiten lesen? Haben Sie noch andere Ideen? Wie auch immer, es ist eine prekäre Situation, da sich die Wirklichkeiten der Beteiligten offensichtlich anders darstellen. Es ist ebenso prekär, dass Herr U. am Tisch sitzt und die Situation miterlebt hat. Diese Situation wird eine Wirkung auf ihn haben. Welche, das wissen wir womöglich nicht.

Sie müssen entscheiden, auf wen Sie nun reagieren, auf Herrn oder Frau U.. In diesem Beispiel lassen wir Herrn U. im ersten Moment einmal außen vor, wir kommen nachher, nachdem Sie die 3 Schritte durchlaufen haben, wieder zu ihm zurück und überlegen dann, wie Sie ihn von Beginn an integrieren könnten und ob das Sinn macht.

Schritt 1

Sie hören, ohne zu bewerten. Das bedeutet, Sie akzeptieren, was Frau U. gesagt hat als ihre Wirklichkeit: Frau U.: „Ich bin nicht verheiratet!"

Soll ich jetzt sagen: „Ja Frau U., genau, Sie sind nicht verheiratet!"

Was würde bei Ihnen passieren? Fühlen Sie sich wohl, fühlen Sie sich so, als würden Sie Frau U. ernst nehmen? Wie würden Sie das sagen, mit einer gewissen Ironie, so dass Frau U. merkt, dass irgendwas nicht stimmt. Oder sagen Sie es so, dass Sie es gut geschauspielert transportiert bekommen? Was würde dann Herr U. von Ihnen denken?

In der Regel bewerten wir an dieser Stelle oder wir resignieren, schütteln den Kopf und denken, dass sie jetzt wohl wieder ganz „daneben" ist. Pflegepersonal arbeitet mit bis zu 36 Patienten und genauso vielen Wirklichkeiten. Das fordert Flexibilität, Liebe und starke Nerven und ein Repertoire an Reaktionsmöglichkeiten, die automatisch abrufbar sind. Es ist wunderbar, dass der Mensch solche Möglichkeiten hat. Wenn es Ihnen gelingt, die Aussagen Ihrer Bewohner erst einmal nicht zu bewerten, sondern einfach nur stehen lassen, 2, 3, 4, 5 Sekunden … schaffen sie Raum für sich und den Bewohner. Raum für neue Handlungsmöglichkeiten, denn die benötigen Sie bei aller Routine, da sich das Krankheitsbild Demenz unterschiedlich zeigt und Individualität von Ihnen fordert.

An dieser Stelle eine Übung für Sie, ein erster Schritt, wie Sie sich selbst erlauben, neue eigene Reaktionen zur Verfügung zu haben:

Übung

Nehmen Sie sich vor, heute oder morgen, wenn Sie mit Menschen mit Demenz zu tun haben, sobald diese etwas sagen, Ihre eigenen Gedanken für 2 – 3 Sekunden in der Schwebe zu halten. Ermöglichen Sie sich Raum, um einen Gedanken auszusetzen. Beobachten Sie, was für Sie selbst geschieht:

- *Sie haben weitere Gedanken zu dem, was der demenziell Erkrankte gesagt hat.*
- *Womöglich haben Sie eine weitere Idee als Reaktionsmöglichkeit zur Verfügung.*
- *Es könnte auch sein, dass Sie sich selbst einen Raum geschaffen haben, indem Sie ein stilles „Ja" – integrieren können.*

Probieren Sie es aus! Beobachten Sie, was geschieht, wenn sie Ihren ersten Gedanken auf das Gehörte einen Moment in der Schwebe halten. (Mehr zu: Eigene Annahmen in der Schwebe halten auf Seite 154)

Übrigens, das kann man sehr gut auch im Alltag üben. Die Ergebnisse sind überraschend. Für mich wurde sichtbar, wie schnell ich eine Meinung und eine Bewertung zu etwas habe und was für weitere Gedanken möglich werden, wenn ich mir den Zwischenraum an Zeit erlaube!

Merke

Im ersten Schritt höre ich also zu und bewerte nicht, sage weder richtig noch falsch.

Ich erlaube mir, Raum zu lassen für ein Akzeptieren der Aussage des anderen und Raum zu schaffen für mich in dem Moment!

Theoretischer Hintergrund

Auf der Suche nach einer dialogischen Haltung, die diesem entspricht, stieß ich auf den Dialog nach D. Bohm, er beschäftigt sich unter anderem mit der Entschleunigung in der Kommunikation zwischen den Menschen und welche Potenziale darin liegen, wenn wir bereit sind, zunächst zuzuhören, ohne gleich Antwort und Gegenargumente oder Bestätigungen dazu zufügen.

Auf Seite 148 f. dieses Buches finden Sie eine ausführliche Zusammenfassung des Bohm`schen Dialogs.

Hier an dieser Stelle möchte ich kurz auf die Idee der Entschleunigung eingehen, durch eine in dem Film „Der mit dem Wolf tanzt" stattfindende Begebenheit. Sie zeigt die Grundidee des Bohm`schen Dialogs.

Die Indianer der Prärie beobachteten einen weißen Soldaten, der seit Tagen die vor Jahren verlassene Station der Weißen wiederbelebte. Sie sahen auch, dass er zu einem Wolf Kontakt aufnahm. Aus der Ferne sah es bei den Annäherungsversuchen aus, als würden die beiden miteinander tanzen …

Das Problem war, dass der Weiße Verunsicherung und schlechte Erinnerungen an frühere Zeiten mit sich brachte.

Der Weiße konnte durchaus als eine Bedrohung gesehen werden. Für die Klärung, wie das Volk der Indianer damit umgehen soll, wurden die Stammesführer und wichtigen Krieger zu einem Rat einberufen.

Der Häuptling eröffnete den Rat mit den Worten: „Wie sollen wir mit dem Weisen der mit dem Wolf tanzt, umgehen? Wir haben schon schlechte Erfahrungen gemacht, dennoch möchte ich eure Meinung hören, bevor wir eine Entscheidung treffen."

Er reichte seine Friedenspfeife dem Nächsten. Dieser sagte:

„Lasst ihn uns töten, weiße Männer bringen Schmerz und Tränen in unser Volk."

Alle im Kreis Sitzenden nickten mit dem Kopf und murmelten: mhm, mhm, mhm!

Die Pfeife kam in die Hände des nächsten, so begann dieser zu sprechen:

„Ein Mann, der mit einem Wolf tanzt, muss Fähigkeiten haben, lasst ihn uns gefangen nehmen und beobachten, wir könnten etwas von ihm lernen."

Alle im Kreis Sitzenden nickten den Kopf und murmelten: mhm, mhm, mhm!

Die Pfeife wurde an den Nächsten weitergereicht, dieser sagte:

„Wenn wir etwas von ihm lernen können, dann macht es keinen Sinn, wenn wir ihn einsperren, er muss sich gefesselt bewegen können, damit wir sehen, was er macht, wenn er geht! . . .

Alle im Kreis Sitzenden nickten den Kopf und murmelten: mhm, mhm, mhm!

Die Pfeife wurde an den Nächsten weitergereicht, dieser sagte: „Nein, Brüder, wir müssen ihn umgehend und sofort töten!" Dabei sprang er auf und erhob seinen Arm.

Alle im Kreis Sitzenden nickten den Kopf und murmelten: mhm, mhm, mhm!

Die Pfeife wurde erneut an den Nächsten weitergereicht, dieser sagte:

„Lasst ihn uns aus der Nähe ansehen und dann entscheiden!"

Alle im Kreis sitzenden nickten den Kopf und murmelten: mhm, mhm, mhm!

Nachdem jeder seine Sicht der Dinge kundgetan hatte, löste der Häuptling, indem er sich für das Kommen und Mitteilen der Sichtweisen bedankte, die Runde auf.

(Die Sätze sind nur sinngemäß wiedergegeben)

Der Häuptling fasst also nicht die Meinung von allen zusammen?

Sie suchen nicht einmal nach einem Kompromiss? Alle gehen einfach so auseinander?

An dieser Szene wird deutlich, dass sich in diesem „Denkkreis" ein großes, kreatives Potenzial offenbart: Die Indianer suchen nicht nach schnellen Entscheidungen, sondern sie verlangsamen den Prozess des Gesprächs. Und: sie begegnen den unterschiedlichen Positionen nicht mit Abwehr und Gegenangriff, sondern respektieren und integrieren sie. So können umfassende Lösungen gefunden werden, die einem breiten Spektrum von Perspektiven und Anschauungen Rechnung tragen.

Renate Michaelis Dialogprozessbegleiterin (Quelle: downloadbares PDF von: Renate Michaelis Dialogprozessbegleiterin i.A. Deutsches Institut für Dialogprozess-Begleitung, Adolf Reichwein-Gesellschaft Bramsche TransKigs-Tagung, Ludwigsfelde, 1.2.2006).

Wieso diese Geschichte? Weil in dieser ersten Runde bei der Suche nach einer Lösung jede mögliche Variante von allen erst einmal gehört und nicht kommentiert wurde. Diese Haltung unterstützt auch unsere Reaktionsweise auf die Aussagen demenziell veränderter Menschen und bietet eine theoretische Erklärung für die Haltung im Assoziativen Dialog.

Die Gruppe der Indianer ging also ohne Ergebnis auseinander? Es wurde gehört und nun kann das Gehörte wirken, in jedem auf seine Weise. Sicherlich gibt es am Ende immer Gruppierungen, doch diese erste Toleranz und Akzeptanz dürfen wir gerne in unser eigenes Leben integrieren! Menschen mit Demenz bieten uns diesbezüglich einen sicheren Hafen. Sie fordern und fördern von uns diese Fähigkeit, damit sie in ihrem veränderten Sein einen Platz in dieser Gesellschaft finden.

Tipp

Sagen Sie ruhig auch mal laut ***mhm****, wenn ein an Demenz Erkrankter Ihnen etwas erzählt und Sie verstehen es auf Anhieb nicht genau. Schauen Sie, wie er reagiert und dann erklären Sie sich: „Ich verstehe zwar gerade nicht genau, was Sie meinen, spüre aber dass …" oder: „für mich hört sich das so nach … an!"*

Die Tür zum anderen könnte aufgehen. Warum? Weil Sie ganz präsent und authentisch in diesem Moment sind und die Aussage des anderen nicht bewerten – richtig und falsch –, sondern mit einem *mhm* aufgreifen und Ihre Assoziation hinzufügen.

Das *mhm*, ständig gesagt, verliert seine Kraft wie das Wort *love* in Amerika die Wirkung durch das „Verschleudern" in der Anwendung verloren hat! Das *mhm* ist in erster Linie einfach ein Anker für Sie, in diesem Moment der Entschleunigung Ihrer eigenen Bewertung bewusst zu werden. Gerne und vor allem auch still für sich selbst anwendbar.

In einem Seminar hat eine Teilnehmerin die Rückmeldung gegeben, dass sie das mhm am Abend geübt hat bei ihrem Mann. Egal, was er gesagt hat, sie hat *mhm* gesagt, das hat ihn verärgert. Also *mhm* würde den anderen nerven. Ja. So angewandt sicherlich. So angewandt wird es hohl, ohne Inhalt, ohne Gefühl und es kann nur die Bestätigung der Untauglichkeit des Wortes folgen.

Der Mensch will gesehen und in dem wie er die Welt wahrnimmt auch akzeptiert werden. Wenn wir uns verändern, weil wir dement werden, bleibt dieses Bedürfnis. Sie alle kennen die Situationen, wenn ein an Demenz erkrankter Mensch etwas sagt, wie Frau U. Bleiben wir bei Frau U., sie sieht in unserem Gesicht, in unserem Verhalten ihr „Falsch-sein" Tag für Tag.

Sicherlich können Sie jetzt sagen, sie ist auch falsch. Zeitlich gesehen ja. Im Moment gesehen mit der Akzeptanz der sprachlichen Veränderung gesehen, ist es IHRE Wirklichkeit. Wenn wir mehrere Möglichkeiten haben, auf etwas zu reagieren, entspannt dies auch uns in der Begegnung. Wir sind richtig, sie ist falsch – Ja und nein. Wirklichkeiten sind eben verschieden.

Im Hinblick auf die vielen Menschen, die in den kommenden Jahren demenziell erkranken werden, wäre es doch wunderbar, wenn es uns gelänge, solche Momente zu minimieren, da wir akzeptieren und aus demMoment heraus auf sie reagieren können, dürfen.

Vielleicht merken Sie, dass diese Zeilen wenig mit dem sich verändernden Menschen zu tun haben, sondern vielmehr mit den Menschen, die begleiten. Ja, denn auch wir haben Ressourcen, die genutzt werden sollten. Wir haben die Ressource der Entwicklung, der Erweiterung, der Veränderung – unseres Handelns. Diese gilt es zu aktivieren.

In unserem ganz normalen Alltag begegnen wir eigentlich immer solchen Situationen, zum Beispiel in meinen Seminaren, wenn Teilnehmer andere Sichtweisen haben. Dann findet dasselbe statt, sie wollen wahrgenommen werden mit ihrer Sicht der Dinge und sie wollen, und dafür bin ich sehr dankbar, dass dieser Aspekt, wie sie wahrnehmen, auch berücksichtigt wird. Denn auch dieser gehört zur Wirklichkeit! Menschen möchten wahrgenommen werden in dem, was sie denken, wie sie die Welt sehen, wie sie sich ihnen offenbart.

Schritt 1: Sie hören und bewerten erst einmal nicht.

Zurück zu dem Fallbeispiel Frau U.:

„Ich bin doch nicht verheiratet!"

Nicht bewerten bedeutet nicht, ja zu sagen im Sinne von Bestätigen, wie: „Sicher Frau U., Sie sind nicht verheiratet", dann würden Sie aus Ihrer Sicht lügen, etwas sagen, das nicht stimmt, und Sie kämen sich womöglich komisch vor, weil Sie sich selbst und Ihre Wirklichkeit leugnen würden. Das will in der Regel kein Mensch. Sie bewerten die Aussage nicht mit richtig und falsch, sondern lassen diese stehen – für Frau U. ist sie im Moment wahrhaftig.

Schritt 2: Sie assoziieren für das weitere Angebot in diesem Moment.

Was bedeutet *nicht verheiratet sein* für Sie selbst?
Womöglich: frei sein, ungebunden sein, noch zu haben, verwitwet, ledig, in Not ...
All dies kann zu der Wortkombination von *nicht verheiratet* assoziiert werden.

Und jede dieser Assoziationen ist als Angebot angemessen. Sie nehmen das, was Ihnen entspricht – dadurch wahren Sie Ihre Authentizität und Sie begegnen dem anderen in diesem Moment authentisch. Dies bedeutet, wenn Sie mit Frau U. in Kontakt wollen, greifen Sie deren Aussage auf, und geben das, was diese Aussage für Sie in dem Moment bedeutet, als Angebot dazu: In diesem Falle war es das Wort: ledig ... wer nicht verheiratet ist, könnte ledig sein.

Betreuungskraft: „Ah, Frau U., Sie sind ledig?"
Frau U.: „Ja ledig!"

Frau U.s Aussage auf der 3D Kom Basis:

Sachebene: Frau U. ist seit vielen Jahren verheiratet, ihr Mann sitzt am Tisch und wartet. Sie hat keine Erinnerung an ihn – Die Sachebene brauchen wir nicht zu bedienen, das führt meist zu Verwirrung oder einem Konflikt im Sinne von „ich bin richtig und dabei bleibe ich!"

Zeit: Frau U.s Vergangenheitsfenster von nicht verheiratet sein ist aktiv in der Gegenwart geöffnet = ihre Wirklichkeit.

3 Ebenen: Emotional fühlt sie sich darin beheimatet und im „Recht" = ihre Wirklichkeit.

Würde eine junge Frau zu Ihnen sagen: „Ich bin nicht verheiratet!", hätten wir erstmal kein Problem, das Gespräch fortzusetzen.

Zeitfenster: Gegenwart und auf der Realitätsebene für beide Zeiten korrekt. Wenn wir mehr darüber wissen wollten, könnten wir Fragen stellen, ganz so wie wir es gewohnt sind. Das Modell der Kommunikation wird von beiden Seiten bedient. Sachebenen Argumente und Zeitfenster der Erinnerung sind zugänglich – Realitäten und Standards erfüllt.

Und dennoch würden wir auch bei der jungen Frau unsere Bewertungen denken, wie zum Beispiel: „Ja das ist ja kein Wunder bei dem Haarschnitt!" oder: „Die hat recht, soll sich Zeit lassen!" All unsere Gedanken sind Bewertungen aufgrund unserer individuellen Situation! Mehr nicht!

Üben Sie! Üben Sie die Wirklichkeit des anderen erst mal als solche stehen zu lassen.

Zurück zu Frau U. und ihrer Wirklichkeit: „Ich bin nicht verheiratet!" Wir akzeptieren die Aussage: Daraufhin höre ich in den Seminaren und Vorträgen immer wieder Sätze wie:

a) Ja aber das stimmt doch nicht, sie IST verheiratet!"

b) „Mir fällt dann nichts ein."

c) „Das, was ich da denken soll, ist doch nicht Realität!"

d) „Ich verebble die Frau ja!"

Betrachten wir diese Aussagen und mögliche Ursachen:

Zu a) „Ja aber das stimmt doch nicht, sie IST verheiratet!"

Wenn wir bei unserer Wirklichkeit bleiben und darauf beharren, dass wir im Recht sind und Frau U. falsch liegt, haben wir noch nicht akzeptiert, dass Frau U. diese Hirnleistung nicht leisten kann. Was haben Sie davon, wenn Sie ihr jetzt sagen würden, dass er ihr Mann sei und auf die Realität pochen würden? Wären Sie dann glücklich? Ist Frau U. dann glücklich im Sinne von gesehen und akzeptiert? Ist Herr U., um ihn hier kurz ins Spiel zu bringen, dann glücklich?

Zu b) „Mir fällt dann nichts ein"

Ursachen gibt es verschiedene. Druck, den man sich macht; Erwartungen, die man hat; Glaubenssätze, wie: das klappt ja eh nicht! Womöglich auch der erste „Schreck" des Zwiespaltes von richtig und falsch. Loszulassen und zu akzeptieren und dabei entspannt zu bleiben, ist ungewohnt. Nur am Anfang, das legt sich in dem Moment, indem Sie spüren, dass Ihr Verhalten Frau U. hilft, sich in ihrer Realität zurechtzufinden. Sie merken an Frau U.s Reaktion, dass diese ihr Gesicht wahren konnte und es beiden Seiten im Moment gut geht.

Das innere *mhm* entspannt auch Sie! Es ist ein kleines Zeitfenster, um evtl. Ihre Verspannung zu lockern. Sie könnten auch, um „mehr" Zeit zur Denkfreiheit zu haben, die Aussage einfach wiederholen. Das kennen Sie auch, das Wiederholen von Worten, wenn wir verblüfft sind, ist wie ein Automatismus. Oder Sie sagen: „Da kommt mir in den Sinn..." Das ist die Aufforderung an Ihre Ideen.

Was immer Ihre Assoziation zu *nicht verheiratet* ist, zum Beispiel: *geschieden*, könnte Frau U. aus ihrer Wirklichkeit heraus die Möglichkeit geben, zu reagieren und sie könnte sagen: „Nein! ..." was auch immer in ihrer Wirklichkeit wirklich ist, sie hätte jetzt die Freiheit, das zu äußern und ihr Gesicht wäre gewahrt.

Hinzu kommt, dass Sie eine Idee bekommen von Frau U.s Wirklichkeit, ohne zu lügen oder so zu tun, als wäre Frau U. eine junge Frau oder eben ganz weg von der Realität, wie Sie sie wahrnehmen. Assoziationen abzurufen, kann man üben. Hier eine Vorübung zum Vergnügen und jeder Zeit an jedem Ort durchführbar:

Übung

Schnell Gedankenketten aktiv bilden und auf diese zugreifen

Vorübung zum Clustern

Sie hören ein Wort oder riechen etwas oder ... Greifen Sie dieses Wort auf:

Es ist Ihr Ankerwort – das Wort, um welches sich Ihr Dialog dreht. Ankerwort deshalb, weil sollten wir die Orientierung verlieren, dann kehren wir dorthin zurück! (Zum Ankerwort siehe Seite S. 108 f.)

In dieser Beschreibung bleiben wir bei Frau U.s Aussage: *nicht verheiratet*.

Die erste Assoziation, die Sie haben, ist erlaubt. Beim Assoziieren gibt es kein richtig oder falsch. Alle Assoziationen gehören unweigerlich zusammen. Das ist das Streben unseres Gehirns: „Das Gehirn ist im Grunde ein hochkomplexes Ein- und Ausgabegerät. Es sammelt Informationen, die von Ihren Sinnesorganen hereinkommen und verarbeitet sie zu Wahrnehmungen, Gefühlen, Erinnerungen. Alles, unser Denken und Handeln, unser Wollen und Tun wird durch neuronale Prozesse im Gehirn gesteuert. Wir alle kennen das Äußere des menschlichen Gehirns aus einschlägigen Abbildungen. Das Ganze ist eine ziemlich gefurchte Masse grauen Gewebes mit der unwahrscheinlichen Zahl von 100 Milliarden einzelner Gehirn- beziehungsweise Nervenzellen – oder auch noch mehr, niemand weiß das so genau. Jede Nervenzelle ist mit Tausenden von anderen verknüpft, und trotz ihrer großen Zahl ist keine Zelle weit von den anderen entfernt. Alles ist mit allem verbunden." Heike Thormann: Kreatives Denken leicht gemacht (Selbstlernkurs)

Dadurch wird, was Sie denken immer in irgendeiner Form zusammengehören

Das Ankerwort: *nicht verheiratet*:

Was ist Ihre erste Assoziation dazu?

Womöglich ist Ihr erster Gedanke: das Wort *falsch*.

Was kommt Ihnen in den Sinn, wenn Sie das Wort *falsch* hören? Mathematik wäre jetzt meine Verknüpfung. Und auf Mathematik fällt mir ein: Schule. Darauf fällt mir ein: Benotung/Bewertung usw. Diese Assoziationskette endet, wenn Sie keinen Impuls mehr spüren auf das zur Verfügung stehende Wort. Dann kehren Sie zum Ankerwort zurück und beginnen Ihre Assoziationskette von neuem S.107 f..

Im nächsten Schaubild sehen Sie die Gedankenvorgänge als aufeinanderfolgende Blasen, ganz so wie sie beim Clustern schriftlich auch durchgeführt werden.

So sähe jetzt die Gedankenkette aus, und jedes Wort daraus könnten Sie mit dem Wort *nicht verheiratet* in Verbindung bringen und als Gesprächsangebot nutzen.

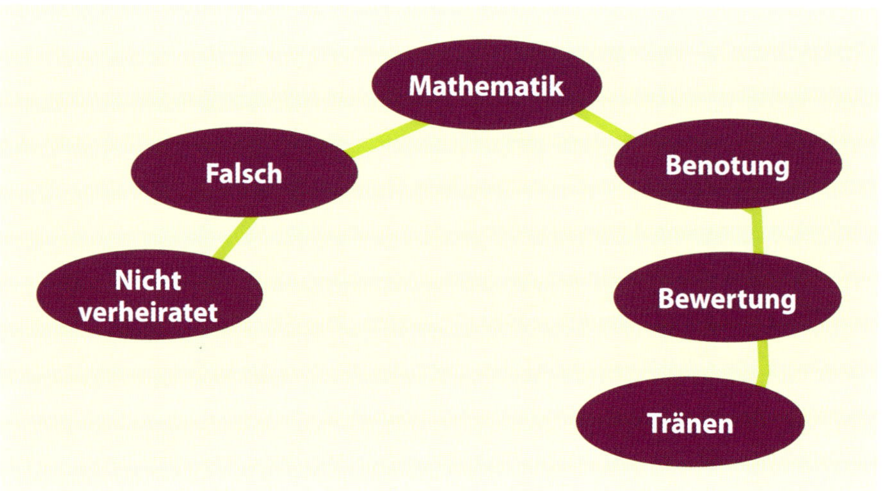

Gedankenkette

Jetzt geht es nur darum, Sie damit vertraut zu machen, dass Sie immer genügend Ideen auf ein Wort haben und Sie, egal wo und was Sie hören, mit Assoziationsketten denken können. Sie werden sehen, das tun wir oft in unseren gewohnten Bahnen. Diese gewohnten Bahnen können wir erweitern. Das hilft uns in der verbalen Kommunikation mit Menschen mit Demenz. Sie brauchen diese Freiheit, um in Kontakt zu gehen.

Sie könnten sagen:

„Empfinden Sie es als falsch, nicht verheiratet zu sein?"

Mathematik: Rein rechnerisch gibt es für jeden einen Partner, sind Sie auf der Suche.

Benotung: Was ist Ihnen denn das Wichtigste an einem Mann? Wie bewerten Sie denn? Was ist für Sie ein attraktiver Mann? Nicht verheiratet zu sein könnte mal Tränen und mal Freude bringen, wie ist das bei Ihnen?

Sie sehen, die Ideen, die durch die Assoziationskette auftauchen, sind nutzbar, die eine Idee geeigneter, die andere schwieriger; aber immer fällt Ihnen etwas ein auf das Wort, das Sie gerade hören. Wenn Sie, also das Gefühl haben, mir fällt auf das Gehörte nichts ein, prüfen Sie, wo der Knackpunkt liegt: Oft ist es schon die Tatsache der Bewertung – denn für Sie ist es falsch, dass Frau U. sagt. ich bin nicht verheiratet. – Prüfen Sie für sich, was sie brauchen, dass Sie Ihre Bewertung ab und an mal in die zweite Reihe stellen und experimentieren Sie damit. Wenn ein Mensch wie Frau U. mehrmals am Tag mit unterschiedlichen Menschen diese positive Begegnungsform erlebt, ist das doch wunderbar. Wenn es jedem Mitarbeiter gelingt, ein oder zwei Mal die Wirklichkeit des anderen bewertungsfrei aufzugreifen, hat Frau U. schon einiges mehr an positiven Erlebnissen. Und jeder Mitarbeiter hat es in seiner Schicht zwei Mal geschafft … gar nicht so viel für den Einzelnen Anwender, aber ganz viel für Frau U.

Tipp

Viele Verknüpfungen befinden sich hinter einem Wort und alle diese Verknüpfungen sind Momentassoziationen, die als Angebot für ein Weiterverlaufen des Dialogs dienlich sind. Falls das Angebot nicht angenommen wird, dann nehmen Sie ein weiteres aus Ihrem großen Repertoire an Möglichkeiten. Gehen Sie dabei nicht mit einem Ziel vor, sondern erlauben Sie sich, ihre Assoziationen von einem zum nächsten Wort– dies ist der Garant, dass Ihnen immer etwas einfallen wird, denn Ihr Gehirn ist genial und hat so viele Verknüpfungen für Sie parat. Sie dürfen sich selbst vertrauen.

Mehr Anleitungen zu eigenen Clusterübungen finden sie auf S. 108.

Zu c) „Das, was ich da denken soll, ist doch nicht die Realität!"

Diese Aussage ist eine Frage der Bewertung. Nicht verheiratet bedeutet erstmal, die Frau hat keinen Mann. Frau U. hat einen Mann, ja. Die Verknüpfung ist nicht aktiv. Das bringt das Krankheitsbild mit sich …

Gedankenfreiheit, Akzeptanz und bei sich bleiben ist ein Seiltanz, der Beweglichkeit braucht.

Merke

*Üben Sie **mhm**, und warten sie zwei, drei Sekunden, bevor Sie reagieren. Achten Sie darauf, was passiert, nutzen Sie Ihre Fähigkeit der Verknüpfung, um weitere Angebote machen zu können.*

Zu d) „Ich verebble die Frau ja!"

Bisher haben wir alles unter dem Aspekt Sprache und Sprachfähigkeit betrachtet. Sie haben das alles bereits in Ihren Ausbildungen und in Ihrem Leben gehört: Die Art und Weise WIE etwas gesagt wird, und ob ich das, was ich sage, auch so meine, sprich ob ich authentisch/wahrhaftig bin, sind maßgeblich an allem, was wir sagen und anbieten, beteiligt.

Denken Sie an die Ressourcen der sich verändernden Menschen, sie sind viel näher an den ursprünglichen Fähigkeiten als Sie, dadurch erspüren sie Ihr evtl. „falsches" Gesicht.

„Was kommt mir / Ihnen in den Sinn?" ist eine kleine magische Frage, denn sie fordert kein konkretes Ergebnis, sie fordert Ihre rechte Hirnhälfte auf, alles einzubeziehen, was es an Möglichkeiten gibt. Dies Frage erlaubt Ihnen und den anderen Assoziationen ohne Bewertung freien Lauf zu lassen:

SCHRITT 1. Sie hören, ohne zu bewerten.

SCHRITT 2. Sie geben Ihre Assoziation zum Gehörten dazu:
„Ah Frau U., sie sind ledig?"

Frau U. nickt bestätigend und sagt: „Ja, ich bin ledig!"

Da haben wir den „Salat"! Da stehen Sie nun mit der 80-Jährigen Frau U., haben Sie abgeholt in ihrer Wirklichkeit. Jetzt folgt Schritt 3.

SCHRITT 3. Sie verbalisieren auf der Wahrnehmungsebene. Wenn wir nicht verlässlich auf Fakten der Vergangenheit zurückgreifen können, dann sind unsere Sinne, sprich unsere Wahrnehmungsebenen, die Orientierung für den Moment: Hören – Schmecken – Riechen – Sehen – Fühlen.

Diese Fragen wären möglich, um den Dialog voranzutreiben:

„Na, was hör ich denn da in Ihrer Stimme?"

„Nach was schmeckt denn das ledig sein?"

„Wie müsste ein Mann denn sein, dass Sie ihn riechen können?"

„Wie sollte er denn aussehen, damit er gefällt?"

„Wie fühlt es sich denn an, ledig zu sein?"

Betrachten Sie einmal die zu erwartende Antwort auf die Fragen. Auf keine der Fragen müssen Fakten folgen, auf keine der Fragen gibt es falsche Antworten. Nähe entsteht und somit ein Moment der Begegnung.

„Was höre ich denn da in Ihrer Stimme?" (Was ich höre, wenn ich was höre, sprich meine Vermutung) „Ein bisschen Wehmut?" „Nach was schmeckt, ledig sein? Bitter, Süß, salzig?" Sie könnte alles, was ihr im Moment zu dem einfällt, wie ein Mann sein sollte, sagen. Nichts davon wäre falsch oder richtig. Wie sich das Ledig sein anfühlt, ist wohl die gängigste und für uns einfachste Fragestellung.

Betreuung: „Wie fühlt es sich denn an, das Ledig sein?"

Frau U.: „Ha, mhm, es wäre schon schön."

Lächelnd setzte sie sich an einen freien Tisch im Speiseraum. Ihr sind Sie nun begegnet, Frau U. ist gesehen und gehört, Sie haben Ihre Wirklichkeit auch nicht verlassen, auch wenn wir die Sachebene betrachtend nicht „wahr" sind, denn sie ist ja verheiratet. Jedoch wenn wir generativ zuhören (dem Wort folgend zuhören), haben wir explizit in diesem Moment auf diese Frau reagiert! Sie sind sich und ihr treu geblieben, und wissen, was sie gerade erlebt bzw. wo sie sich befindet.

Vom Krankheitsbild herkommend, kann es sein, dass Sie sich plötzlich umdreht und ihren Mann sieht und sagt: „Heinz, wo warst du so lange!?" Die Zeitfenster schließen und öffnen sich unwillkürlich und eruptiv, die gewohnte Verlässlichkeit durch Erinnerungen geht verloren – Flexibilität und Akzeptanz ist für Menschen, die mit Menschen mit Demenz arbeiten, notwendig.

Und was ist jetzt mit Herrn U.? Sie als Fachkraft der Pflege oder Betreuung müssen ja auch auf ihn reagieren? Es gibt keine allgemeingültige Antwort. Auch hier geht es um Ihre Wahrnehmung und die Akzeptanz seines Verhaltens im ersten Moment. Auch jeder Angehörige reagiert aus seinem Erleben heraus und dies kann unterschiedlichster Art sein:

Er kann aufspringen und Ilse, Ilse, ich bin es doch rufen.

Er kann sitzen bleiben und den Kopf schütteln.

Er kann die Hände vor das Gesicht schlagen.

Er kann aufstehen und weggehen.

Er kann Sie ansprechen und über seine Frau schimpfen.

Er kann sitzen bleiben.

Unabhängig davon, wie er reagiert, sobald er reagiert, üben Sie ein mhm. Nutzen Sie diesen Moment für sich, um seine Reaktion, unabhängig, ob für Sie passend oder unpassend, zu akzeptieren. Alternativ könnten Sie seine Aussage wiederholen oder das, was Sie wahrnehmen, aussprechen, um einen Moment der Reaktionsfreiheit für sich zu gewinnen. Dann beziehen Sie Position, je nachdem wie er sich verhält, Sie greifen auf, was oder wie er etwas gesagt oder getan hat.

Mögliche Antworten auf seine Reaktion:

„Ilse, Ilse, ich bin es doch!“
Nicken Sie mit dem Kopf, und bitten Sie ihn, sich kurz zu setzen. Signalisieren Sie ihm, dass Sie gleich zu ihm kommen.

Er schüttelt den Kopf.
Nicken Sie ihm zu und sagen, dass Sie nachher gerne mit ihm sprechen möchten (Absicht das 3DKom® zu erklären, damit er besser versteht).

Er schlägt die Hände vor das Gesicht!
Sie haben sich positioniert und reagieren erst auf Frau U., danach suchen Sie den Kontakt zu ihm.

Er kann aufstehen und weggehen.
Wenn er das nächste Mal zu Besuch kommt, fragen Sie ihn, ob er mit ihnen kurz über die letzte Situation sprechen möchte, (3DKom® – hilft auch hier als Brücke für das Verstehen des Verhaltens bzw. der Aussage).

Er schimpft über seine Frau in deren Beisein.
Positionieren Sie sich. Wie finden Sie das? Und reagieren Sie authentisch: „Herr U., bitte nehmen sie Platz, gleich können Sie mir sagen, was sie so … sein lässt.

Er bleibt sitzen.

Bleibt er sitzen, können Sie zu ihm hingehen und wahrnehmen, wie er wirkt. Das bewerten Sie nicht, Sie sind authentisch und sagen, was Sie wahrnehmen:
„Ich glaube, das ist nicht einfach, wenn man nicht erkannt wird."
„Ich kann Ihnen kurz erklären, wie es kommt, dass wir nicht wie gewohnt auf die Aussage Ihrer Frau reagieren!"
„War es das erste Mal, dass Ihre Frau Sie nicht erkannt hat?"
„Ich mag Ihnen gerne sagen, wieso ich so mit Ihrer Frau gesprochen habe."

Eigene Ressourcen achten.

Die Ressourcen des sich verändernden Menschen haben wir betrachtet. Was sind die Ressourcen, auf die wir, die wir noch nicht verändert sind, zurückgreifen können? Wir können dazulernen, Neues integrieren, Vergessenes wieder aktivieren, ausprobieren und experimentieren. Greifen Sie aus diesen Seiten heraus, was für Sie jetzt gerade dienlich ist und zu einem anderen Zeitpunkt greifen Sie erneut zu und wählen das nächste Tool, was Sie in Ihrem Alltag mit demenziell veränderten Menschen einbauen können, ganz in Ihrem Tempo. Jeder Moment, indem Sie erfolgreich eine weitere Begegnung ermöglicht haben, wird Sie ermutigen, sich auf ungewohntes Kommunikationsterrain einzulassen.

Demenziell veränderte Menschen lehren uns, die Bewertung von richtig und falsch nicht als ersten Maßstab anzusetzen. Sie fordern und brauchen ein erstes ja für ihre Erklärungsmuster, damit sie sich selbst als wahrhaftig erleben können. Es geht um die Akzeptanz der Blickwinkel aller Beteiligten.

Dies ist die Stelle, an der Fachkräfte, Betreuungskräfte manchmal sagen: „Ja, so klare Demenzkranke haben wir nicht mehr. Bei uns kann keiner so sprechen." Ich bitte Sie, falls Sie das gerade denken, alle Ihre Bedenken auf einem leeren Blatt am Ende des Buches zu notieren, damit Sie sie nicht vergessen. Dann bitte lassen Sie sich ohne Bewertung weiterhin ein, und immer, wenn Sie ein ja, *aber* sagen, notieren Sie es. Warum? Weil dies der erste Schritt ist für Sie, den Assoziativen Dialog experimentell auszuprobieren. Sie lesen = Sie hören – erster Schritt: Sie bewerten nicht.

Wir sind eine Gesellschaft, die getrimmt ist, Antworten zu finden, anstelle von zuzuhören und erst einmal *ja* /mmh sagen, um dann eine Meinung zu bilden.

„Ja, bei so einer Demenzkranken ist das ja einfach, da kann ich mir vorstellen, dass das klappt! Aber bei unseren Bewohnern können Sie das ganz vergessen! Die können nicht mehr sprechen", sagte mir eine Alltagsbetreuerin. Beim Voranschreiten einer Demenz ist Vieles möglich. Wenn Sie sich beweisen wollen, dass es nicht funktioniert, werden Sie sicherlich immer die richtige Situation wählen, damit Ihre Sicht der Dinge sich bestätigt. Der Assoziative Dialog ist kein Allheilmittel, aber er bietet eine weitere Möglichkeit in der Landschaft Leben und Arbeiten mit Menschen mit Demenz, um Begegnung zu ermöglichen. Es gibt Beispiele, die zeigen, dass es funktioniert, aber auch Beispiele, die zeigen, dass es eben nicht immer funktioniert.

Beispiel

In einer Einrichtung gab es eine Frau, die nicht mehr sprach, die auch mit ihrer Tochter nicht sprach. Erzählt wurde mir, dass sie wohl etwas sagte, wenn die Tochter, die am anderen Ende von Deutschland lebte, da war.

Ich sollte mit dieser Frau einzeln arbeiten, sie animieren uns teilhaben zu lassen an ihrer Welt. Da saß ich nun vor einer Frau, die nicht mehr sprach, von der man wusste, dass sie fortgeschritten dement ist und die mich, ich würde sagen, ablehnend und kritisch betrachtete. Authentizität, daran hielt ich mich fest, und so erzählte ich ihr, warum ich da war, was das Ziel sein soll und dass sie bestimme, was geschehen würde. Meine ganze Palette an Assoziationsfähigkeit wurde gefordert. Ihre Reaktionen, ihr Gesichtsausdruck, meine Interpretationen, alles aus dem Moment heraus griff ich auf und setzte es in Sprache um. Es gab Termine, da kam ich zur Tür rein und sie wertete alles ab. Ihr Unmut über mein Erscheinen war so deutlich, dass ich auch wieder ging. Desselben gab es Termine, da schaute sie nur kritisch und lies mich agieren. Ich glaube, dass sie mehr mitbekam, als vermutet wurde, und ich glaube, dass sie sich in ihrem Schweigen wohlfühlte. Es gab eine Sequenz kurz vor Weihnachten, da saß Sie in ihrem Sessel in ihrem Zimmer und sie verneinte nicht, so dass ich mich setzen konnte. Ich gab ihr meine Hand, auch dies ließ sie zu, dabei spürte ich, dass ihre Hände kalt waren. Das griff ich auf und zeigte ihr meine Pulswärmer. Sie schaute mich an, ich fragte sie, ob sie diese mal probieren möchte. Sie ließ es geschehen und schaute immer wieder von den Pulswärmern zu mir und wieder zurück. Sie schienen ihr zu gefallen.

Ich bat die Tochter, ihr welche zu Weihnachten zu schenken. Als ich wiederkam, lagen die Pulswärmer am Fensterbrett. „Sie haben also tatsächlich welche zu Weihnachten bekommen!" Sie sah mich an, das war das einzige Mal, dass sie, warum auch immer von Herzen lachte! Die Arbeit mit mir stellten wir dennoch bald darauf ein, denn es war eindeutig, dass sie mein Erscheinen mehr ablehnte, als willkommen hieß.

Wichtig

Je weniger die Menschen sprechen, sprechen können oder wollen, desto mehr sind wir gefordert, Angebote zu machen, zu scheitern und neu zu versuchen und es auch sein zu lassen – im Sinne von Grenzen wahrnehmen und respektieren.

Sie müssen Ihre Tätigkeiten – Ihre Arbeit – Ihr Leben auch erfüllen. Sie müssen mit den sich stetig wiederholenden Fragen, wie: „Wann bekomme ich die nächste Zigarette", „Wo gehen wir hin?" usw. den ganzen Arbeitstag oder gar 24 Stunden am Tag zurechtkommen. Demenz ist nicht heilbar, im Moment noch nicht. Es gibt auch keine Medikamente, außer Beruhigungsmitteln, die das Fragen verstummen lassen. Dennoch lohnt es sich, die ersten Schritte des Assoziativen Dialogs zu üben. Hören Sie, bewerten Sie nicht – (oh schon wieder!), sondern greifen Sie das Thema Zigarette auf und geben Sie Ihre Assoziation dazu ab.

„Ja, warten müssen und nur eine bestimmte Menge zu haben, ist echt schwer!" (Denn das ist es für den anderen. Er ist auf das Rauchen fixiert. Es ist etwas, bei dem er sicher weiß, wie es geht, was er dann macht, dass er Kontakt aufnimmt usw. „Ich weiß aus meiner Erfahrung mit Teams aus der Gerontopsychiatrie, wie häufig reagiert wird: „Dem können Sie sagen, was sie wollen, der kommt in drei Minuten wieder!" Ja, das stimmt, es geht dann aber auch um Ihr Nervenkostüm. Um IHRE Spielfläche im Umgang mit: „Wann bekomme ich meine nächste Zigarette?" Je gestresster Sie sind, um Ihren Ablauf einzuhalten, umso nerviger ist die Frage. Dennoch wird er nicht aufhören, finden Sie also Möglichkeiten für sich selbst, damit Sie nicht in das Genervt sein rutschen. Und wenn, dann ist diese Reaktion eine Reaktion auf das, was Sie leisten und tragen. An dieser Stelle höre ich oft: „Ach, das ist doch noch nichts, das ständige nach der Zigarette fragen, wir haben weit schwierigere Bewohner."

Tipp

Man hat Ihnen nicht das Fahrrad gezeigt und erklärt, wie es geht, und Sie dann auf eine Mountainbike-Strecke geschickt. Erlauben Sie sich selbst, die neuen Ideen experimentell im Alltag auszuprobieren. Machen Sie positive Erfahrungen und kreieren Sie Ihren Assoziativen Dialog, mit Ihren Assoziationen in den Situationen, in denen Sie es zur Erkundung ausprobieren möchten.

Es geht also immer um beide Seiten. Wir müssen auch Sorge tragen für uns. Angehörige habe ich bei dieser Aussage explizit im Auge, denn sie sind noch mal auf eine ganz andere Art und Weise in Verbindung mit dem sich veränderten Menschen. Sie müssen loslassen, alle Vorstellungen und Erwartungen vom Leben mit dem Partner, den Eltern usw. Ein Prozess, der vieles an Herausforderungen und Emotionalität mit sich bringt.

Beispiel Angehörige

„Jeden Morgen frägt er mich fünfzig Mal, wann wir gehen. Ich versuche alles, ich sage es, ich schnauzte ihn an, weil ich es doch schon zig Mal gesagt haben. Ich weine, weil ich es nicht mehr aushalte.

Was könnte sie tun? Die Teilnehmerin damals hat sich mehrere Dinge überlegt: Ihr Mann konnte noch lesen, sie hat ihm morgens an den Kühlschrank einen Zettel geklebt, auf dem die Uhrzeit stand, zu der sie das Haus verlassen wollen. Im Bad an die Tür schrieb sie ihm, wohin sie gehen werden. Eine weitere Reaktion war, dass sie es ihm sagte und dabei ihre Arbeit ohne Unterbrechung weiter durchführte. So konnte sie ihn in die Küche schicken, oder an die Badezimmertür. Als weitere assoziative kreative Möglichkeit versuchte sie wahrzunehmen, wie ihr Mann fragte: War er eher in Sorge? War er unruhig? War er neugierig? Wie fragte er?

Ihre Wahrnehmung wollte sie in Worte packen und ihm damit helfen, aus dem „Hamsterrad" herauszufinden.

Eine Frage war z.B.: „Du bist sorgenvoll?" Sie greift damit auf, was sie wahrnimmt und bietet ihm dies an. Ab und an gelingt somit der Ausstieg aus der Frage, da erkannt wurde, welches Gefühl treibend war.

Für diejenigen, die mit Menschen mit Demenz arbeiten, ist es wichtig, sich diese Frage zu stellen: Was brauche ich?

Die Frage wird von betroffenen Angehörigen und Personal unterschiedlich beantwortet:

„Hm?" – „oh ja!" mit einer Schwingung von: ***„Das, was ich bräuchte, damit es mir gut damit geht, das ist nicht zu bekommen!"***
„Das Leben ist kein Wunschkonzert."
„Mehr Mitarbeiter, nettere Kollegen, ein besseres Team…"

Oft schwingt eine Spur der Resignation mit, die bereits das Nachdenken darüber blockiert.

„Er soll wieder so sein wie früher!"

„Die Demenz soll weggehen!"

„Die Bewohner sind nicht das Problem, das ganze Drumherum frisst mich auf!"

Es kommt hinzu:

Häufig fehlen die finanziellen Mittel, z.B. für eine Halbtagskraft, die im Alltag unterstützt.

Geld ist nicht das Thema, es ist jedoch niemand zu finden, der zur Familie passt und die Arbeit machen möchte.

Der Mangel an Fachkräften und Mitarbeitern in der Pflege und Betreuung ist eine Belastung für den Alltag derer, die da arbeiten, die einspringen, die eben geben, was sie können. Oft mit dem Gefühl keine Zeit für nichts zu haben – schon gar nicht für Änderungen am eigenen Tun.

Wir Menschen haben also Fakten und Erfahrungen, die unser Wünschen schon im Keim ersticken können. Unsere Annahmen, auch die, darüber wie ein Mensch sich verhalten und wie er reagieren wird, bzw. was er tun oder nicht tun wird, sind ebenso wie die Fakten und Vermutungen eine Richtschnur für das vorausschauende Handeln eines jeden Einzelnen. So entsteht die individuelle Bewertung von Menschen und Situationen.

Beispiel Pflege und Betreuung

Eine Bewohnerin wird als schwierig bei der Körperpflege erlebt. Sie wehrt sich körperlich und verbal.

Eine Mitarbeiterin sagt: Egal, was ich mache, sie wehrt sich immer!

Eine andere Mitarbeiterin: „Bei mir klappt es so gut wie immer. Sie ist nicht begeistert, wenn ich sie wasche, doch sie schlägt nicht nach mir!" Im Verlauf des Gesprächs über diese Situation kam zum Vorschein, dass die erste Mitarbeiterin glaubt, dass Frau X. sich nicht waschen lassen will, egal was sie tut.

Diese und ähnliche Situationen zeigen uns, dass die Vorstellung und Annahmen, die wir haben, sehr wohl Einfluss nehmen, auf das, was geschieht. Selbstverständlich kann es auch sein, dass Frau X. Mitarbeiterin 1 nicht mag. Es gibt eben nicht nur eine Wirklichkeit, sondern viele Facetten dieser. Ein sehr wichtiger Aspekt sind eben auch unsere Annahmen, denn aus ihnen entsteht die Bewertung und das Verhalten.

Individuelle Wirklichkeiten, Realitäten, Wünsche und Hoffnungen formen und prägen das Leben. Wie schön wäre es, wenn es möglich wäre, mit dem Zauberstab, Demenz wegzuzaubern. Das höre ich immer wieder: „Wenn es doch nur weg wäre!" „Wir hatten uns das Altwerden anders vorgestellt." „Er soll wieder so sein wie Früher!" Ein Wunsch, der nicht in Erfüllung gehen kann.

Beispiel

Eine über 80-jährige pflegende Angehörige erzählte in der Gesprächsgruppe Folgendes:

„Ich hatte Geburtstag und das war ein sehr trauriges Erlebnis. Früher hat mir mein Mann immer Blumen auf den Tisch gestellt, Kaffee gekocht und mir gratuliert. Dieses Mal saß er wie an jedem Morgen am Küchentisch und hat gewartet, dass ich den Kaffee koche. Er hat es nicht gewusst, dass ich Geburtstag habe. Ich weiß, dass er das nicht mit Absicht macht. Aber dennoch macht es mich traurig und es wird ja nicht besser. Woher soll ich denn wissen, ob er mich noch kennt?"

„Ja, das ist schmerzlich. Woran merken Sie denn, dass Ihr Mann sie noch kennt, wenn die Ihnen gewohnten Möglichkeiten nicht mehr zur Verfügung stehen? Woran merken Sie heute, dass Sie ihm etwas bedeuten?"

Schweigen und dann sagt sie mit leiser Stimme: „Manchmal nachts, wenn wir im Bett liegen, dann streckt er seine Hand auf meine Bettseite, greift meine Hand und drückt sie. Dann weiß ich, dass er mich noch kennt, dass ich ihm was bedeute."

Merke

Wenn Wünsche nicht so in Erfüllung gehen können, wie wir es uns vorstellen, hilft manchmal wahrzunehmen, was die Momente bieten – der Moment ist der Ort, aus dem die Kraft für das Leben entsteht.

Die Diskrepanz zwischen den Wirklichkeiten der Menschen mit Demenz und denen, die nicht demenziell erkrankt sind, ist so offensichtlich vorhanden, dass wir nicht darum herumkommen, auch im Bereich der Kommunikation aktiv zu werden und alles dafür zu tun, damit die Kluft so lange wie irgend möglich von uns überbrückt wird und dies bedeutet, dass wir unsere Komfortzone verlassen müssen. Menschen mit Demenz sind hier unsere Lehrmeister, sie helfen uns dabei, da sie unmittelbar reagieren und wir können erleben: Sie zeigen uns:

- Welche positive Wirkung das Trennen von Beobachtung und Bewertung hat.
- Wie hilfreich es ist, wenn wir aussprechen, was wir wahrnehmen.
- Wie viel Spaß es macht, Assoziationen im Moment der Begegnung aktiv zu nutzen.

Durch das Krankheitsbild Demenz wird es notwendig, dass wir in unserer Kommunikation vermehrt den Moment verbal integrieren – dadurch werden alle Beteiligten sichtbarer – und aussprechen, was wir wahrnehmen. Als unsere Wirklichkeit benannt und nicht als allgemeingültige Wahrhaftigkeit dem anderen „übergestülpt", sorgt das für mehr Toleranz und Verständnis zwischen den Menschen.

Merke

Demenzkranke lehren uns, auf den Moment zu achten. Zu hören, was wie gesagt wird, ohne dass dies gleich bewertet wird. Sie „zwingen" uns, unsere Wahrnehmung aktiver und offener in der Begegnung und im Dialog einzubringen und zu nutzen. Dies ist der Gewinn für beide Seiten.

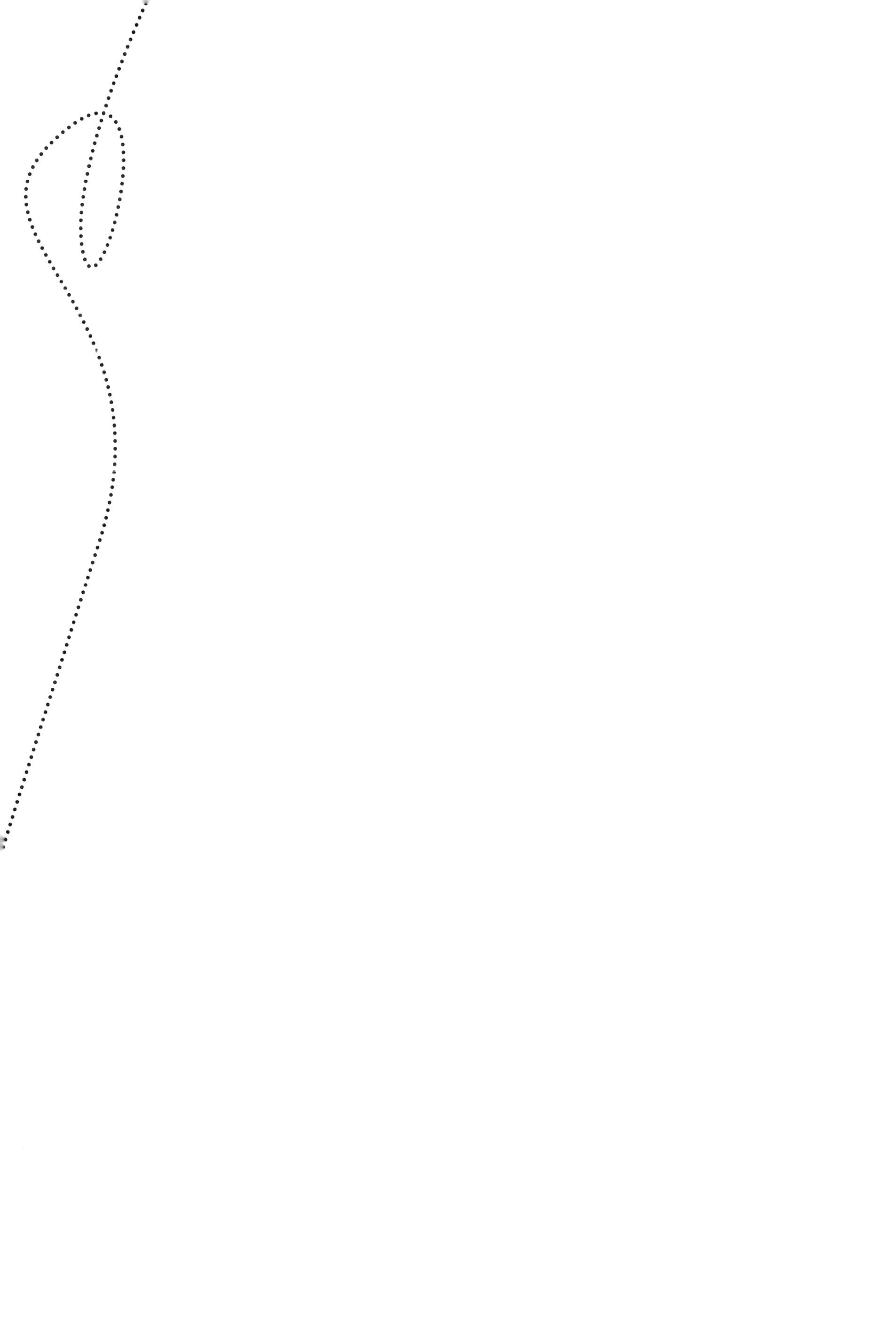

6 Basiselemente des Assoziativen Dialogs

1. Die Beobachtung und Bewertung, der Einfluss der Wahrnehmung.
2. Die Assoziationsfähigkeit und die Anwendungsmöglichkeiten.
3. Die Sprache und die Macht des Wortes.

Dies sind drei unterschiedliche Ansätze, sich mit den Grundlagen, der Haltung und der Technik vertraut zu machen. Lesen Sie alle drei Zugänge/Basiselemente durch. Entscheiden Sie für sich, welcher Zugang sich für Ihren Start im Alltag am besten eignet. So ist es ihnen möglich, Schritt für Schritt mit der gewählten Einstiegsform zu experimentieren. Mit der Zeit fügen Sie in Ihrem Tempo die weiteren Stränge für Ihren „Zopf" hinzu. Es gibt kein richtig oder falsch. Es gibt nur Sie und Ihre Möglichkeit, den Assoziativen Dialog in die eigene Haltung und Kommunikationsfähigkeit zu integrieren.

6.1 Beobachtung und Bewertung

Warum ist die Bewertung ein so wichtiger Aspekt im Assoziativen Dialog?

Menschen mit Demenz sind im Moment zu Hause. Für sie können Fakten der Vergangenheiten aktuell sein. Wie und wodurch sich der Zugang für diese öffnet, ist für uns meist nicht nachvollziehbar. Menschen mit Demenz werden durch ihre Gefühle geleitet. Dies zeigt sich für uns in unterschiedlichster Intensität und diese Veränderungen sind für uns nicht so einfach zu integrieren. Der Mensch möchte sein Gesicht wahren. Er möchte Teil sein und Menschen mit Demenz verändern sozusagen Ihre Zugangsdaten.

Viele Sprachtechniken und Formen haben sich mit unserer bewertenden negierenden Form des Ausdrucks beschäftigt. Ich orientiere mich an der Gewaltfreien Kommunikation und am Bohm`schen Dialog, da dort aufgezeigt wird, welche Wirkungen und Folgen Beobachtung und Bewertung in unserer Kommunikation haben.

Für mich maßgeblich war, dass ich, je klarer ich im Kontakt mit Demenzkranken meine Bewertung von einer Beobachtung trennte, umso leichter mit ihnen in Kontakt kam. Auch in den Phasen des assoziativen Arbeitens war immer wichtig, dass es kein richtig und falsch gab und es wurde klar, dass sie in ihrer Krankheitsentwicklung falsch zu sein bzw. falsch zu liegen als Gefühlserfahrung speicherten.

Beispiel

„Wenn ich in meinem Büro sitze und Statistiken erarbeite, sehe ich durch die Glasscheibe in den Speiseraum der Bewohner. Die Bewohner kennen mich ja nur vom Sehen, da ich nicht in der Pflege und Betreuung direkt tätig bin. Im Seminar haben Sie gesagt, wir sollen sagen, was wir sehen und was es für eine Wirkung auf einen selbst hat, um in Kontakt zu kommen. Wenn ich ehrlich bin, hatte ich keine Vorstellung was das bewirken kann, denn die Menschen sind bei uns ja sehr weit fortgeschritten in ihrer Erkrankung. Und etwas komisch kam ich mir schon vor, als ich beschloss mit ihr das auszuprobieren. Die Bewohnerin, um die es ging, sitzt sehr viel im Speiseraum, schreit oder ruft so laut, dass ich mich nicht mehr gut konzentrieren kann. Meine „Laune" fällt, obwohl ich weiß, dass sie das nicht mit Absicht macht! Also bin ich hin und habe gesagt: „Frau X., Sie rufen sehr laut, ich kann dann in meinem Büro (habe hinüber gezeigt) nicht arbeiten!" Sie hat mich angeschaut und mit ganz erstaunter Stimme gesagt: „Sie arbeiten!?" Über diese Reaktion mussten wir beide so lachen, dass zwar das Laut sein nicht wirklich besser wurde, sie mir aber seither immer wieder mal zuwinkt. Und das hilft mir. Irgendwie hat dies die gesamte Situation für mich entspannt. Wenn sie jetzt laut ist, kann ich es besser „ertragen".

Was hat die Teilnehmerin getan?

Sie hat das Schreien und das Verhalten dieser Bewohnerin in der Begegnung mit ihr nicht als Dauerzustand beschrieben. Sie ist im Moment der Begegnung geblieben und hat hinzugefügt, was es mit ihr macht!

In der Regel bewerten wir Menschen das, was wir wahrnehmen, nicht nur mit richtig und falsch, sondern auch als etwas Allgemeingültiges! Zum Beispiel: Immer wieder … schon wieder … die ganze Zeit kann ich wegen Ihnen nicht arbeiten, sie schreien dauernd.

Bewerten ist etwas, was wir Menschen immer und stetig tun, ob wir etwas sehen oder hören, wir bewerten, ohne dies so wirklich bewusst zu haben. Es ist für uns normal. Das macht die Auseinandersetzung etwas schwieriger im Einstieg. Denn es fühlt sich richtig an. Oft glauben wir, dass unsere Bewertung eine Beobachtung ist, zum Beispiel: „Hans kommt immer zu spät!" „Sie schreien immer laut!"

Ja, das habe ich doch beobachtet, er kam zu spät! – Sie hat geschrien.

Stimmt, aber was genau sagt der Satz einer weiteren Person? Diese wird das Gehörte mit ihren Erfahrungen verknüpfen. Dadurch entstehen: eine Reaktion, ein Denken und schlussendlich das Handeln.

Welche Infos haben Sie oder ein Dritter nun dadurch erhalten, wenn Sie hören: „Hans kommt immer zu spät?"

Möglich wäre, wie gesagt, je nach individueller Erfahrung:

„Ja, solche gibt es immer, denen ist es egal, was Zuspätkommen für Auswirkungen hat."

„Na, sagt noch nicht wirklich was aus."

„Ohje, dem passiert immer was!"

„Schon wieder so ein unzuverlässiger Mitarbeiter, den sollten wir …"

Und wenn Sie Hans wären, wie würde dieser Satz. „Mensch Hans! Du kommst immer zu spät auf Sie wirken:

- Sie könnten lachen und nicken.
- Sie könnten sich verteidigen.
- Sie könnten auf Angriff gehen … je nachdem, wer das zu Ihnen sagt.

Wie würde eine tatsächliche Beobachtung lauten?

„Hans, du kommst 10 Minuten nach Arbeitsbeginn."

Dies wird meist als „komisch" und als unnatürlich empfunden, mit der Begründung: „Das weiß der doch selber!" Leichter und verbindender wird es für Sie, wenn hinzugefügt wird, welche Auswirkungen das Zuspätkommen hat: „Hans, du kommst 10 Minuten nach Arbeitsbeginn. Das ärgert mich, weil ich wegen dir die Übergabe nochmal machen muss!" Manche Teilnehmer lachen und sagen dazu, dass er das doch selbst weiß. Stimmt, alles ist auch kontextbezogen. Versuchen Sie dennoch Ihr „ja aber" an dieser Stelle ruhen zu lassen und seien Sie Hans, der aus einem ganz bestimmten Grund zu spät kam!

Und?

Im Allgemeinen wird dieser Satz, so formuliert, als Gewinn erlebt und nicht als Angriff. Das bewirkt die Trennung von Beobachtung und eigener Bewertung. Denn jemand anderen könnte es nicht ärgern, sondern frustrieren, dass Hans zu spät kommt.

Zusätzlich hat Hans jetzt eine gute Voraussetzung, sein Erleben zu schildern. Selbstverständlich spielen alle anderen Einflüsse, wie Ton und Körperhaltung, auch eine Rolle.

Wir mögen es nicht, wenn verallgemeinernde Aussagen über unser Handeln, Verhalten usw. als Dauerzustand bewertet werden. Zu Recht, denn wir haben unsere ganz individuellen Gründe und die wollen wir gesehen wissen. Jeder Mensch will sein Gesicht wahren.

Dennoch weiß ich aus eigner Erfahrung, dass, weil wir uns so gut an Zuschreibungen erinnern, sie sowohl in unserem Kopf als auch in unserem Gefühl gespeichert sind. So ist er! So war er schon immer, wird häufig zu Konfliktsituationen führen.

Die hohe Kunst, vor allem in der Kommunikation mit Menschen mit Demenz, ist es, im Moment zu bleiben. Die Fakten dieses Moments zu benennen und sich mit den Auswirkungen, die es auf einen selbst hat, zu zeigen. Das ist nicht leicht. Denn der andere ist ja falsch! So bewerten wir dies!

Der Erste Schritt ist wahrzunehmen, wann wir eine individuelle Bewertung abgeben und eine allgemeingültige Aussage machen. Wenn uns dies bewusst ist, dass das meine individuelle Bewertung ist, verhärten wir nicht in unserer Sicht der Dinge.

Wie gesagt, hohe Kunst, doch für jeden erlernbar. Die Voraussetzung? Ausprobieren in kleinen Schritten. Denken Sie an die Mountainbike-Strecke als Fahrradanfänger!

Zurück zu Hans, wenn er sozusagen „eingeladen" wird dadurch, dass ich sage, was es mit mir macht, und meine Sicht zeige, kann er sich zeigen.

- Ich komme zu spät, weil das Auto kaputtging!
- Ich komme zu spät, weil der Wecker verstellt war.
- Ich komme nicht immer zu spät, ich komme nur zu spät, wenn …

Es stecken viele Wirklichkeiten in einem Zuspätkommen und genau um diese geht es.

Sie, als derjenige, der sagt: „Du kommst immer zu spät!", bewerten das Zuspätkommen aus Ihrem Erleben, ihren Erfahrungen und ihrem Kontext:

- Weil, Sie oft für ihn einspringen müssen und seine Arbeit mitmachen,
- weil Sie auf die gewohnte Uhrzeit zu Hause gekocht haben und er immer zu spät kommt,
- es stört Sie gar nicht, weil Sie dann Ruhe haben, Ihre Sachen machen können.

Das ist also Ihre Wirklichkeit, die hinter der Ursprungsaussage: „Du kommst immer zu spät!", verborgen bleibt. Formulieren wir also unsere Bewertung als allgemeingültige Wahrheit über jemanden oder zu etwas, so ist die Wahrscheinlichkeit eines Konflikts wesentlich höher als anders herum.

Anleitung

Stellen Sie sich vor, Ihr Kollege lässt nach dem Kaffeetrinken morgens seine leere Tasse häufig auf dem Tisch stehen!

Was würden Sie vermutlich sagen?

Wie würden Sie es unter der Trennung von Beobachtung und Bewertung formulieren?

Vielleicht ist Ihr Satz ähnlich wie dieser: Mensch, immer lässt du deine Tasse stehen! Räum doch deine Tasse morgens weg, immer steht die da! Ist das nun eine Beobachtung oder eine Bewertung? Es ist eine Bewertung. Eine formulierte Beobachtung würde lauten: Heute Morgen hast du, wie in den letzten 5 Frühdiensten, deine leere Tasse auf dem Tisch stehen lassen!

Welchen Satz fänden Sie, hätten Sie die Tasse stehen lassen, annehmbarer? „Mensch, immer lässt du deine Tasse stehen" oder heute Morgen hast du, wie die letzten 5 Frühdienste, deine leere Tasse auf dem Tisch stehen lassen"? Ich denke zu 95% ist der zweite Satz der angenehmere, weil er auch Ihrer Wirklichkeit eine Chance gibt, gesehen zu werden. Die Beobachtung hat die Sachebene im Fokus, was ist gerade faktisch da. Und sorgt für Verstehen.

Woran können Sie sich orientieren, damit Ihre Beobachtung eine Beobachtung ist?

Beobachtungsmerkmale:
Was? (Ereignis- Sachebene konkret)
Wem? (Wer/Person)
Wann? (Zeit)
Wo? (Ort)
Wie? (z. B. Häufigkeit)

Wenn ein an Demenz erkrankter Mensch etwas tut, was in unserem Sinne nicht „normal", ist, bewerten wir dies automatisch in Sekundenschnelle als falsch oder „ach ja", „oh ja", „nicht schon wieder". In der Regel teilen wir das auch ad hoc mit, ob verbal oder nonverbal.

In diesem Moment erleben wir uns selbst nicht als Korrektiv, denn wir „funktionieren", wie die Regeln es grob vorgeben. Automatisch sozusagen. Im Endeffekt wie bei der Tasse!

Wenn wir nicht bewerten, wie sprechen wir dann mit Menschen mit Demenz?

Anleitung

Stellen Sie sich vor, es ist Herbst, Sie betreten das Zimmer von Herrn D. Die Fenster sind geschlossen, die Heizung ist an, die Luft eher stickig, Herr D. hat Schweißperlen an den Schläfen.

Schließen Sie kurz die Augen, stellen Sie es sich vor, der warme Raum, die stickige Luft.

Schreiben Sie nun oder sagen Sie sich laut vor, was Sie jetzt zu Herrn D. sagen würden, würden Sie den Raum betreten.

____

____

____

____

Beispielhafte Reaktionen:

„Mein Gott, Herr D., ist das hier stickig, ich mach sofort mal das Fenster auf!"

„Jesses, Sie schwitzen aber, nehmen Sie den Hut ab!"

„Es ist zu warm mit dem Hut!"

„Sie schauen aber freundlich!"

„Merken Sie nicht, dass Sie schwitzen? Nehmen sie den Hut ab, ich mach mal das Fenster auf!"

„Oh je Sie haben es aber viel zu warm hier drin!"

„Sie wollen wohl rausgehen!?"

Merke

Beobachtung ist das Benennen und Aufgreifen von messbaren Fakten.

Resultieren die obenstehenden beispielhaften Reaktionen und Ihre eigenen in der Übung aufgeschriebenen Sätze aus einer Beobachtung oder einer Bewertung? Manch einer sagt, das ist eine Beobachtung – denn ich fühle es ist zu warm!

Aber was genau ist zu warm? 29 °C oder mehr? Was ist zu warm für Herrn D.?

Keine der oben genannten Sätze sind formulierte Beobachtungen.

Die Beobachtung wäre:

Herr, D. Sie tragen eine Pelzmütze, die Fenster sind geschlossen, die Temperatur beträgt 21°C hier auf Ihrem Raumthermometer!

Sie schütteln den Kopf, so reden wir nicht. Stimmt! Es würde auch wieder etwas Wesentliches fehlen. Sie ahnen es? Wenn wir in das Zimmer von Herrn D gehen und erst die Beobachtung formulieren, also das, was wir sehen, hören, fühlen als Fakten, die am wahrscheinlichsten und gleichzeitig am augenscheinlichsten sind, lautet der Satz: „Herr D., Sie sitzen mit einer Pelzmütze auf dem Kopf in Ihrem Sessel. Sie haben Schweißperlen an den Schläfen." (Diese Aussage wäre reine Beobachtung)

Klingt etwas distanziert? Ja, kann man so hören. Aber jetzt kann Herr D. frei jeglicher Bewertung durch den anderen sagen, was er fühlt. Zum Beispiel: „Ich liebe Schweißperlen!" „Die Mütze habe ich aus Russland."

Sie sehen, wie auch im Beispiel mit dem zu spät kommenden Kollegen, schaffen wir Raum für die Wirklichkeit des anderen, ob es nun ein Kollege ist oder Herr D.

Und Herr D. braucht mehr als wir Raum für die Freiheit seines Erlebens. Er ist dann weder falsch noch richtig. Dies erleichtert ihm, sein Erleben ggfs. zu formulieren.

Damit Sie sich mit dem Formulieren einer Beobachtung wohler fühlen, gilt das zuvor Aufgezeigte: Sie teilen mit, was es mit Ihnen macht. Im Fall der Tasse haben wir dies schon exemplarisch aufgezeigt.

Dabei fühlen Sie sich womöglich auch „komisch". Wie es nun selbst wagen, sich so zu äußern, das eigene komische Gefühl nicht als Hinderungsgrund für das Experiment zu nutzen, aber auch nicht zu ignorieren? Es gibt einen Ort, wo wir sicher sein können, bei Herrn D. im stillen Kämmerlein. Einem Menschen, der Regelwerke vergessen hat, der auf den Moment reagiert und froh ist, wenn er nicht bewertet wird in dem, was er gerade tut. Mit ihm können Sie nun in aller Sicherheit aussprechen, was Sie wahrnehmen und was es mit Ihnen macht.

Mögliche Variante Herr D:
„Herr D., Sie sitzen mit einer Pelzmütze auf dem Kopf in ihrem Sessel. Schweißperlen befinden sich an Ihren Schläfen, mir wäre es viel zu warm hier drin!"

In dem Moment, wo sie Ihre Bewertung, also die Wirkung auf die Beobachtung formulieren, bieten Sie sich a) an und b) stülpen Sie Ihre Wahrnehmung nicht als allgemeingültige Wahrheit Herrn D. über. Er wird frei. Es entsteht ein Bewusstsein für „deins – meins."

In einem Seminar löste das obere Bild von Herrn D. und das Aussprechen von dem, was ich wahrnehme bzw. sehe und als Beobachtung formuliere, heftigste Gegenwehr aus. Eine Teilnehmerin sagte: „Im Leben nicht, werde ich sagen, er trägt eine Pelzmütze, ich werde die Mütze ignorieren, denn er wird sie aufhaben, weil er fortwill und das werde ich nicht fördern! Nur Anfänger machen solche Fehler, später habe ich dann das Theater, dass er heim will!"

Zur Erinnerung, die Teilnehmerin kennt diesen Mann nicht, sie reagiert ausschließlich auf die Geschichte. Die Teilnehmerin beharrte darauf, zu sagen „Schönes Wetter, ich mach mal das Fenster auf!" Dies sei die adäquate Vorgehensweise bei Demenzkranken.

Als sie gefragt wurde, woher sie denn wüsste, dass er nach Hause möchte, antwortete Sie: „Eine Mütze zieht man auf, wenn man nach Hause oder raus will."

Dank dieser Teilnehmerin sehen wir, wie aus individuellen Erfahrungen eine allgemeingültige Bewertung und ein Regelwerk für den Umgang mit bestimmten Ereignissen entsteht.

Diese Bewertung: Alle Demenzkranken, die eine Mütze tragen, wollen nach Hause, hindert auf den anderen zu reagieren, weil befürchtet wird, dass er nach Hause will, ohne zu wissen, was für diesen Menschen in diesem Moment Wirklichkeit ist.

Kein Zweifel, in der Pflege entsteht viel Unruhe durch Bewohner, die weglaufen. Von daher sind die Begründung und die Angst der Teilnehmerin auch nachvollziehbar. Die Frage ist: Wollen Sie so arbeiten? Und wie holen wir den, der da sitzt, ab?

Jeder Einzelne lässt sich lenken und steuern von eigenen Annahmen, was sein könnte, ohne zu wissen was ist? Auf der einen Seite ist unsere Erfahrung wertvoll und unterstützt uns, weil wir lernend sind, solange wir uns daran erinnern. Auf der anderen Seite engt uns unsere Erfahrung auch ein, beides zu haben, Erfahrungen zu nutzen und die Freiheit zu haben in der Situation zu frei zu reagieren, schenkt uns Flexibilität und vielfältigere Begegnungen.

Eines ist sicher, wenn Herr D. den Impuls zum „Weglaufen" hat, wird er immer alles versuchen, solange der Impuls aktiv ist, aus der Einrichtung zu gelangen. Im Moment sitzt er auf seinem Sessel. Nicht mehr und nicht weniger. Und jetzt kommen Sie ins Spiel. Sie entscheiden, ob Sie ihm begegnen wollen, authentisch und wahrnehmen. Die Dinge, die sich zeigen, wie: die Wärme, den Pelzhut und die Schweißperlen aufnehmen. Sie entscheiden, ob IHRE Angst vor einer Reaktion Sie einschränkt oder nicht. Ob es hilfreich ist oder nicht, das kann und will ich nicht bewerten. Bestimmt gibt es Situationen, in denen es angemessen ist, aufgrund Ihrer Erfahrung mit dieser Person den Hut nicht zu erwähnen, dann ist dies für Sie die Richtschnur.

Jetzt geht es ja darum, zu lernen, wie man noch sprechen kann – was es bedeutet im Moment zu sprechen.

Wir kennen die Geschichte des anderen nicht, wir wissen nicht, wo er sich befindet, was ihn gerade bewegt. Sicher ist, dass wir durch ausweichendes Verhalten (also das Ignorieren von offensichtlichen Dingen) bei einem Menschen, dessen Fähigkeiten sich auf seine Sinne zurückbesinnen, erreichen, dass dieser Mensch eher auf unser Verbergen reagiert – sprich, wenn Sie nicht reagieren, reagiert der andere. Sie entscheiden und deshalb hat der Assoziativen Dialog in erster Linie etwas mit Ihnen zu tun.

Wenn Sie sich bewusst sind, dass Sie ein mögliches Handeln aufgrund Ihrer eigenen individuellen Annahmen unterlassen und dieses dann nicht als allgemeingültig deklarieren, dann sind Sie der Haltung des Assoziativen Dialogs einen Schritt näher. Womöglich öffnet sich eine weitere Tür.

Diese Teilnehmerin wollte unter allen Umständen beweisen, dass es falsch ist, die Mütze anzusprechen! Das ist ihre Wirklichkeit. Jeder Mensch hat eine Wahl, seine Wirklichkeit zu wählen, dadurch wie er sie bewertet und wie er sich verhält. Erlauben Sie sich auszuprobieren, damit Sie Erfahrungen sammeln und Neues in Ihr Repertoire an Handlungsmöglichkeiten einbinden können. Sie können nur dazugewinnen! Dieses Beispiel zeigt, wie mächtig unsere Bewertungen sind und wie sie uns steuern.

Beispiel

Wie war das denn damals mit Herrn D.?

Ich sagte: „Guten Tag, Herr D. Sie tragen eine Pelzmütze auf dem Kopf."

Er lachte und sagte: „Ja! Die macht mir warm."

„Das fühlt sich für Sie gut an? „

Er lachte erneut: „Ja und nein!"

Er nahm sie vom Kopf, stellte sie vor sich hin und streichelte liebevoll über das Fell.

„Sie ist weich und ich glaube, ich habe sie schon lange."

„Darf ich mal?"

Er schaut mich an, lächelt und nickt.

„Hey, Herr D., ich finde es echt warm hier drin, darf ich das Fenster aufmachen?"

Er nickt!

Jetzt kommt in der Regel: Ja bei so einem Demenzkranken, der so reden kann! Er ist der Mann, der in die psychiatrische Einrichtung eingewiesen wurde, s. Seite 29

Wir wissen nie, wo sich ein Mensch in seinen Gedanken befindet. Es ist immer schön, wenn wir in der Begegnung mit sich verändernden Menschen einen Einblick bekommen und aus meiner Erfahrung weiß ich, dass es für beide Seiten schön ist.

Anleitung

Fangen Sie mit kleinen Schritten an: Probieren Sie aus:

1. Ist das, was ich sage eine Beobachtung oder eine Bewertung? Werden Sie sich bewusst, wie oft Sie denken Sie beobachten und gar nicht merken, dass Sie bewerten.

2. Üben Sie im sicheren Hafen mit Menschen mit Demenz: Sagen Sie in der nächsten Begegnung, was Sie sehen und fügen Sie bei, was es mit Ihnen macht oder wie sie es finden.

z.B. Guten Morgen Frau U., sie tragen heute einen blauen Pullover, ich finde der lässt ihre blauen Augen so richtig leuchten! (Achtung. Sagen Sie nur für Sie wahrhaftige Dinge, nicht irgendwas, was Sie so gar nicht empfinden. Wenn Sie nichts finden, was Ihnen „angenehm" auffällt, können Sie auch sagen, was Frau U. gerade tut, zum Beispiel: Guten Tag, Frau U., ich sehe Sie sitzen hier und schauen aus dem Fenster, ich glaube es geht Ihnen gut heute Morgen?" (Manch einer macht dies schon intuitiv, dann prüfen Sie genau, ob Sie Beobachtung und Bewertung tatsächlich trennen.)

Achten Sie darauf, wie der andere reagiert und freuen Sie sich über das, was gesagt wird, selbst dann, wenn Frau U. sagen würde: „Nein, heute ist kein guter Tag" „Was drückt Sie denn" (Frage auf der Wahrnehmungsebene) Sie kann hier alles sagen, auch zum Beispiel, dass sie es gar nicht gut beschreiben kann. Auch gut, Sie kommen ihr immer näher, bleiben Sie bei sich und bei ihr.

Lassen Sie Ihren positiven Assoziationen freien Lauf. Lenken Sie Frau U. nicht, das könnten Sie selbst auch nicht leiden. Vielleicht erhalten Sie ein Lächeln, keine Worte, dann ist das auch in Ordnung. Probieren Sie!

Diese Übung dient Ihrem Erleben, denn wenn diese Art zu sprechen für Sie Alltag ist, werden Sie automatisch andere Begegnungen mit Menschen haben, da Sie ihnen die Freiheit für ihre Wirklichkeit lassen.

Auswirkungen – Transfer

Sie erinnern sich an den Kollegen, der zu spät kommt? Hier noch ein Blick auf die Auswirkungen Ihrer persönlichen Bewertungen und der Macht, die Sie damit haben.

Als Beispiel dient jetzt Hilde. Sie kam 3 mal 15 Minuten zu spät. Sie sagen zu Ihrer Kollegin, die im Spätdienst kommt: „Oh, die Hilde, die kommt immer zu spät!"

Ihre Kollegin hört und sagt: „Oh ja, das nervt echt!" Diese wiederum berichtet dieses einer weiteren Kollegin: „Mensch, so geht es echt nicht weiter, mit Hilde wird's immer schlimmer, sie kommt nur noch zu spät."

Je nachdem, wie Hildes „Stand" im Team ist, wird es für sie von Tag zu Tag schwieriger. Die Art und Weise ist unterschiedlich. Im schlimmsten Fall können so Menschen aus Teams gemobbt werden, ohne dass jemand dann noch genau weiß, was die eigentliche Ursache war. Anders wäre es, wenn Sie zu Ihrer Kollegin im Spätdienst sagen würden: „Du, Hilde kam heute das dritte Mal in Folge 15 Minuten zu spät, das wundert mich/das ärgert mich."

Die Kollegin kann jetzt mit ihrer Wahrnehmung bzw. ihrer Wirklichkeit dazukommen: „Ja, weißt du denn nicht …", könnte die Antwort sein. Oder „Ja, das würde mich auch ärgern". Lassen Sie sich und dem anderen immer wieder Raum. Dies gelingt, wenn Sie Beobachtungen als solche formulieren und die Auswirkungen, die diese auf Sie hat, als die Ihre auch aufzeigen. Diese Thematik spiegelt sich unter Umständen auch in der Art, wie wir dokumentieren, wider.

Herr M. ist aggressiv!

In der Pflege und der Betreuung darf so ein Satz nicht mehr gesagt oder geschrieben werden, dennoch finden und hören wir ähnliche Sätze: „Sie schreit immer, sie schläft nur."

Korrekt dokumentiert müsste es lauten: Herr M. ist heute Vormittag 4 Mal hintereinander mit dem Rollator gegen die Eingangstür gefahren, er hat dabei laut gerufen/fast geschrien: Ich will hier raus! (= Beobachtung): „Auf mich wirkte das aggressiv." (= individuelle Bewertung, angemessen für Sie, weil so empfunden.)

Jeder, der diese Beobachtung hört, ist nun frei in seiner Bewertung: „Ach ja, das macht er morgens oft, das ist nicht aggressiv." Wieder eine Bewertung. Schön wäre: „Ja, das hat er die letzte Woche bei allen meinen Frühdiensten auch gemacht. Auf mich wirkte er dabei eher verzweifelt."

Jeder sieht und bewertet die Ereignisse aus seinem Blickwinkel, aus seinen Erfahrungen. Könnte auch sein, dass die oben genannte Aussage bestätigt wird.

Sie erinnern sich an die zu spät kommende Hilde? Das selbe könnte nun mit Herr M. auch geschehen. Solche Aussagen können zu Selbstläufern werden, die stigmatisieren: Er ist aggressiv! Er ist renitent. Wie schon gesagt, nicht immer, jedoch die Erfahrung zeigt, dass solche Stigmatisierungen dann geschehen! Sie erinnern sich an den Herr, der in die Psychiatrie kam. Falls es dort auch hieß, Herr D. ist ..., dann geht die Mitarbeiterin mit einer anderen Energie und Sorge in das Zimmer und verhält sich dementsprechend. Wenn ich Ihnen sage, der ist gefährlich, dann bewerten Sie jeden Atemzug des Betroffenen unter diesem Blickwinkel. Deshalb ist es wichtig zu merken, was wir in guter Absicht tun!

Natürlich haben wir in unseren Bewertungen kulturell gesehen eine hohe Überschneidung und eine hohe Trefferquote aufgrund von Erfahrung und Definitionen von Bedeutungen für etwas. Deshalb funktioniert unsere bewertende Kommunikation auch einigermaßen trotz, nicht wegen, der vielen Bewertungen, die wir den ganzen Tag vornehmen, ohne zu bemerken, dass wir diese vornehmen.

Demenziell veränderte Menschen fordern und fördern unsere Fähigkeit, Beobachtungen zu benennen und die persönliche Interpretation als solche auch erkenntlich zu machen. Sie benötigen unsere Flexibilität, da sie sich und ihr Verhalten meist nicht argumentativ erklären können.

Sie können unser Regelwerk der Kommunikation nicht mehr bedienen.

Die nun durch die Pflegegrade immer mehr geforderte Dokumentation von Beobachtungen zwingt Fachpersonal zusätzlich, diesen Schritt als Automatismus in das tägliche Leben zu integrieren.

Sätze wie: Frau M. hat nur geschlafen, nur geschrien, ja wirklich nur? Den ganzen Dienst? Oder dann, wenn ich bei meinen 5 Rundgängen vorbeikam? Es hilft, wenn mir bewusst ist, dass das, was ich sage, meine ganz persönliche Sicht auf die Ereignisse ist und keine allgemein gültige Wahrheit. Es hilft deshalb, weil ich dadurch offener bin für die Wirklichkeit des anderen – die Wirklichkeit der Kollegen – des Chefs – des Demenzkranken und dadurch automatisch flexibler reagieren kann.

Beobachtungen und Bewertungen (Hartkemeyer)

In unserem Verständnis sind Beobachtungen Feststellungen von Fakten und zwar im Sinn, dass wir auch mit anderen Menschen aus unserem soziokulturellen und sprachlichen Erfahrungshintergrund leicht eine Übereinkunft darüber erzielen können.

Zum Beispiel: „Das Thermometer zeigt 30 °C" oder: „Der Junge trägt eine Hose." Diese Beobachtungen würden im gemeinsamen kulturellen Umfeld nicht angezweifelt. Solche

„Fakten" sind für alle offensichtlich. Wenn allerdings jemand der Meinung ist: „Nein, der trägt einen Rock", haben wir ein Problem. Wenn Sie sagen: „Er ist intelligent" oder: „Es ist draußen sehr warm," nehmen Sie eine Bewertung vor. Eine Bewertung ist eine Interpretation, eine Auswertung, eine Beurteilung, ein Vergleich, eine Meinung; ein Statement, das die persönliche Perspektive des Sprechenden zum Ausdruck bringt. Jeder von uns macht ständig Bewertungen. Ob wir eine Frucht probieren, eine Kollegin treffen, ein Musikstück hören, einer Vorführung beiwohnen was immer wir tun, wo wir auch sind, Bewertungen sind für uns so selbstverständlich wie das Atmen. – Nicht alle Annahmen und Bewertungen werden ausgesprochen. Wir sind ja auch in der Lage, unseren Mund zu halten.

Aber wir können unsere Gedanken nicht kontrollieren. Bewertungen geschehen häufig nicht bewusst. In Bewertungen liegt eine enorme Kraft – Sie öffnen oder verschließen Möglichkeiten des Handelns. Wenn ich annehme, dass es heute Abend regnen wird, lasse ich den Plan, picknicken zu fahren, fallen. Wenn ich beeindruckt bin von Peters Auftritt, könnte es sein, dass ich ihn befördere.

Wenn ich entsetzt bin, könnte es sein, dass ich ihm kündige.

Wenn wir Menschen bewerten, ist es vielleicht noch wichtiger als in anderen Lebensbereichen, uns klar darüber zu sein, dass unsere Bewertungen unsere eigenen Schöpfungen sind. Sie stellen unsere Meinung dar. Sie sind keine unumstößlichen Fakten, die eine von außen vorgegebene Wahrheit darstellen. Sie mögen aus unserer Sicht begründet sein und sich auf allerlei Beobachtungen stützen, aber sie bleiben immer noch meine eigenen Interpretationen.

Wenn wir diese Zusammenhänge nicht deutlich erkennen und uns immer wieder in Erinnerung rufen, vor allem mit ihrer sich selbst erfüllende Dynamik, können sie eine erhebliche Zerstörungswirkung entfalten.

Wie kann man Bewertungen überprüfen?

1. *Gehen Sie mit Ihrer Bewertung so um, dass sie als Ihre deutlich wird. Normalerweise ärgern sich andere darüber, wenn sich Ihre Bewertungen so anhören wie universelle Wahrheiten.*
2. *Liefern Sie eine nachvollziehbare Grundlage für Ihre Bewertung. Bewertungen können auf früheren Einschätzungen basieren, aber es ist für das Verständnis sinnvoll, sich auf aktuelle Beobachtungen stützen zu können.*
3. *Wenn Sie Ihre Bewertungen nicht exakt begründen können, ist es in jedem Fall besser, deutlich zu sagen, dass sie aus Ihrem Gefühl stammen.*
4. *Überprüfen Sie Ihre Bewertungen aus der Perspektive Ihren künftigen Handlungsmöglichkeiten. Fragen Sie sich immer: „Was will ich mit diesen Bewertungen bewirken?"*

M. und J. F. Hartkemeyer, L Freeman Dhority, Miteinander Denken, 2010

Der Ursprung Ihrer Bewertung

Die Wurzel der Bewertung ist die individuelle Wahrnehmung des Menschen.

„Wahrnehmung ist der Prozess und das Ergebnis der Informationsgewinnung und Informationsverarbeitung von Reizen aus der Umwelt und dem Körperinnern eines Lebewesens." (Wikipedia).

Die Verarbeitung der Wahrnehmung sowie die Auswirkungen sind ein komplexes Gebiet der Wissenschaft. Die Wahrnehmungspsychologie und Neurowissenschaft forschen mit dem Thema Wahrnehmung/ Gehirn / Auswirkung!

Hier eine sehr vereinfachte Form der Darstellung, wie die individuelle Bewertung bei jedem Menschen entsteht. Die einzelnen Stationen werden anschließend kurz beschrieben.

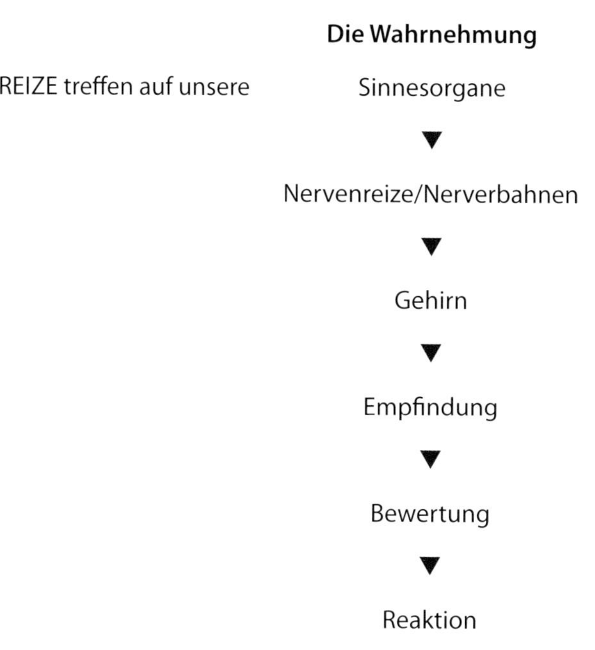

Man beschreibt diesen Vorgang als Reiz – Reaktionsmechanismus.

REIZE: Sie treffen auf unsere Sinnesorgane, diese sind die Tür in unseren „Verarbeitungsraum". Reize können zum einen von innen kommen, wie zum Beispiel Bauchschmerzen oder Kopfschmerzen, in der Regel kommen sie aber von außen. Sie entstehen durch Töne, Bilder, Worte, Gerüche, Geschmack und über die Haut, das Fühlen.

Die NERVENBAHNEN: Sie transportieren die Reize durch Neurologische Prozesse in unser Gehirn.

GEHIRN: Dort findet die Verarbeitung des Reizes statt. Diese Verarbeitung ist individuell, sprich bei jedem Menschen unterschiedlich zum einen

A) weil jeder Mensch ein anders strukturiertes Gehirn hat – und dadurch verschiedene Vorgehensweisen bei der Verarbeitung vorweist, dies liegt auch an der Intelligenz des einzelnen, zum anderen.

B) weil jeder Mensch in seinem Leben andere Erfahrungen macht. Diese Erfahrungen sorgen für die Reizverarbeitung in seinem Gehirn. Vorerfahrungen sorgen also für die Verarbeitungen im Gehirn.

EMPFINDUNGEN entstehen. Sie werden positiv negativ, oder wertneutral BEWERTET.

Die REAKTION entsteht auf diesem Weg – immer und bei jedem Menschen gleich mit doch so unterschiedlichen Ergebnissen.

Tipp

Stellen Sie sich vor, Sie hören Meeresrauschen. Dies ist ein Geräusch, welches eine Großzahl an Menschen positiv bewertet, aufgrund von möglichen Erfahrungen, wie Urlaub etc. Die Reaktion ist dementsprechend positiv. Ein Mensch, der über das Meer geflohen ist und Nächte im bedrohlich rauschenden Wasser verbracht hat, wird aller Wahrscheinlichkeit nach bei diesem Geräusch keine entspannte Reaktion aufzeigen. REIZ – REAKTION ist sicherlich sehr unterschiedlich.

Gleiche Reize können bei verschiedenen Menschen gleiches Verhalten oder unterschiedliches Verhalten auslösen. Die individuellen Erfahrungen sind für die Reaktion verantwortlich, obwohl der Weg durchs Gehirn der gleiche ist. Wir kennen die Geschichte des anderen nicht.

Wir wissen nicht, welche Erfahrungen dazu geführt haben, dass er die gleiche Reaktion wie wir zeigt oder eben nicht. Wir, die wir nicht an Demenz erkrankt sind, verlassen uns auf unsere Erfahrung und das Wissen, welches wir durch das Erinnerungsvermögen haben. Das ist gut, das gibt uns Sicherheit und wir glauben dadurch auch immer zu wissen, was dann geschehen wird.

Ereignisse aus der Vergangenheit und Zukunft sind auch in unserer Kommunikation meist Inhalt dessen, worüber wir gerade sprechen und worauf wir uns beziehen.

Ähnlich ist es auch in unserem ganz persönlichen Denken. Wir beziehen uns auf unsere Erfahrung und unser Wissen, so haben wir es gelernt und so haben wir, jeder für sich, sowohl positive als auch negative Erfahrungen gemacht. So ist es folglich logisch, dass auf dieselben Reize unterschiedliche Bewertungen und daraus die individuellen Reaktionen resultieren können.

In unserer Gesellschaft wird sehr viel Wert auf Sicherheit und vorhersehendes Verhalten gelegt in unseren Kommunikationsinhalten auch. Wir nutzen in diesem Zusammenhang auch die Biografiearbeit im Umgang mit Menschen mit Demenz. Ziel ist, Vergangenes zu aktivieren, Möglichkeiten und Voraussetzungen für den anderen zu schaffen, damit er sich orientieren kann, wiedererkennt, wer er mal war. Damit er sich erinnert und durch die Erinnerung sich selbst erkennt. Ganz so wie wir es auch tun. Wir alle kennen das, es geht uns schlecht, dann denken wir an etwas Gutes und aktivieren daraus Möglichkeiten, wie wir mit der Situation jetzt umgehen könnten.

Ein weiterer und nicht zu unterschlagender Aspekt der Biografiearbeit mit demenziell veränderten Menschen ist: Die Begleitpersonen (Wir) fühlen sich sicherer. Ich weiß, was die Person gern mag, und kann deshalb mein Angebot darauf abstimmen. Ein wunderbarer, uns stützender Ansatz: Wenn wir Glück haben und der Kanal der Erinnerung öffnet sich beim anderen, hilft es uns, einen gemeinsamen Nenner aus der Vergangenheit im Hier und Jetzt zu haben und die Kommunikation gelingt uns leichter.

Was jedoch, wenn der Erinnerungskanal sich nicht öffnet. Wenn keine Resonanz, kein Erkennen möglich ist? Es kommt zu Irritationen auf beiden Seiten.

Denn die eine Seite weiß, dass es so war. Und der Betroffene findet sich nicht!

Problematisch wird, wenn wir zu sehr diese Sicherheit brauchen, um im Moment der Begegnung mit dem Menschen mit Demenz in Kontakt zu gelangen. Denn dann kippt die Begegnung in die Bewertung von richtig und falsch. Ein an Demenz Erkrankter kann hier nur verlieren. Er hat gerade keine Verbindung zu dem, was er früher einmal gerne getan, gesagt, gespielt, gesungen, gegessen hat.

Jetzt ist es von Vorteil, wenn Sie den Moment und das, was dieser für die Begegnung bietet, aufgreifen können. Dann sind Sie flexibel und müssen nicht festhalten. Sie können den anderen abholen und somit auch im positiven Sinn einwirken.

Wenn die eigene Biografie also nicht zur Verknüpfung steht, wenn der Reiz-Reaktion-Mechanismus unterbrochen ist und etwas an dessen Stelle tritt, was der andere (wir) nicht auf Anhieb einordnen kann, entsteht Unsicherheit.

Beispiel

Angehörige: „Meine Mutter isst unglaublich gerne Pfirsiche, schon immer, und sie liebte auch Pfirsichkompott, eingelegte Pfirsiche, eigentlich alles rund um Pfirsich. Sie hatten früher auch einen Pfirsichbaum im Garten. Bitte es ist mir wichtig, dass sie das auch täglich bekommt!"

Dies wird im Biografiebogen notiert. Frau M. bekommt täglich Pfirsich und plötzlich verweigert sie den Kompott. Mitarbeiterin: „Doch Frau M., Sie mögen Pfirsich, das schmeckte Ihnen schon immer!"

Das Beispiel soll sichtbar machen, was geschieht, wenn wir an etwas festhalten und welche Einflüsse auf uns und unser Handeln wirken (der Kontext, in dem etwas geschieht, hat immer Einfluss auf uns und je nach eigener Biografie handeln wir entsprechend danach).

Exemplarisch zeige ich hier auf, was geschehen kann:

Mitarbeiterin 1. Der ihr wichtige Kontext: Die Angehörigen erwarten, dass der Pfirsich gegessen wird. Die Mitarbeiterin verfolgt dieses Ziel, sie hat negative Erfahrungen mit Angehörigen, die Erfüllung des Wunsches der Angehörigen hat jetzt Priorität. „Frau M. Sie essen jetzt den Pfirsichkompott, Ihre Tochter hat ihn extra vorbeigebracht, weil Sie ihn mögen."

Mitarbeiterin 2. Bringt den Pfirsichkompott, Frau M. möchte nicht. Diese Mitarbeiterin handelt in dem Kontext, dass Frau M. keine gute Esserin ist, sie muss unbedingt ihre Mahlzeiten zu sich nehmen. „Ja, Frau M. was ist denn mit Ihnen heute? Sie essen gerne Pfirsich! Ein Löffel wird angereicht.

Mitarbeiterin 3.: Bietet Pfirsichkompott an: Frau M möchte nicht. Der Schwerpunkt von dieser Mitarbeiterin liegt auf dem Moment: „Oh, heute keinen Appetit auf Pfirsichkompott. Möchten Sie …"

Dieses Pfirsichbeispiel kann in Ihnen jetzt folgende Gedanken auslösen:

- Das entspricht doch keiner Realität, bei uns …
- Ja, Frau M. muss das essen, weil es sonst wieder Ärger mit den Angehörigen gibt.
- Wenn Frau M. wirklich gerne Pfirsiche gegessen hat, dann wird das nicht vorkommen.
- Dann probiert man es halt später wieder, das ist doch ganz logisch.

Jede Mitarbeiterin ist mit den vielschichtigen Anforderungen und Erwartungen aller Beteiligten verwoben. Allen gerecht zu werden, den Betroffenen, der Doku, der Tochter, ist unmöglich. Das kann sich zu einem Spagat entwickeln, der schmerzt und der individuelle Prioritäten fordert. Wichtig ist, sich nicht festzuhalten, und zu wissen, wie Sie die Tochter abholen können, wenn die Mutter keinen Kompott mehr isst. Das klingt banal, ist es aber ganz und gar nicht, denn ansonsten entsteht eine Spannung zwischen den Angehörigen und dem Personal. Wenn wir alle beginnen zu akzeptieren, dass ein Mensch mit Demenz sich nicht mehr aktiv auf die Sachebene der Vergangenheit beziehen kann und wir gelernt haben, dies in unsere Kommunikationsfähigkeit zu integrieren, wird es wesentlich weniger Eskalationssituationen geben.

Leider können demenziell veränderte Menschen die für uns so wichtige Sicherheit nicht mehr geben. Sie können uns auch nicht erklären, warum der Pfirsich jetzt keine Wirkung hat. Für sie bleiben nur der Moment und das Gefühl, welches aus einem Winkel des Selbst erscheint und aktuell und wahrhaftig für sie ist. Für die nicht Erkrankten gilt es, sich in dieser Unsicherheit sicherer zu fühlen. Sie brauchen Spielraum und eine innere Haltung, die eine bejahende Flexibilität zulässt.

Die eigene Wahrnehmung zu trainieren und bewusst und aktiv einzusetzen, ist im Pfirsichbeispiel sehr einfach. Wo ist die Person jetzt gerade? Pfirsiche haben im Moment die Bedeutung verloren. Was sehe ich, wie fühle ich, was rieche ich? Das teile ich dir mit.

Die Möglichkeit, den Zugangscode so zu finden, ist hoch, denn der Erkrankte wird nicht korrigiert, bewertet und kann einfacher sein Erleben miteinbringen. Wenn Sie das Gefühl haben, Sie hätten in dieser Situation gar nicht so viel Zeit, um lange zu reden, weil es laufen müsste, dann sagen Sie genau das: „Liebe Frau M., ich bin in Zeitdruck …"

Frau M. hätte sowieso schon bemerkt, dass Sie etwas haben. Vergessen Sie nicht, Menschen mit Demenz fallen zurück zu dem, was wir alle mitgebracht haben. Wenn Sie dies in der Begegnung bedenken und wertschätzen, dann fällt es Ihnen sicher leichter zu sagen, dass Sie … (was immer es auch ist).

Biografische Daten sind eine Zugangsmöglichkeit, die wir nutzen können, doch sich daran festzuhalten birgt problematische Situationen in sich. Selbst wenn Frau M. den Pfirsich abgelehnt hat, kann es sein, dass sie drei Stunden später zu ihrer Tochter sagt: „Hier geht es mir nicht gut, ich bekomme nicht mal Pfirsiche". Die Tochter wird der Mutter aller Wahrscheinlichkeit nach glauben und die Pflegekraft zur Verantwortung ziehen. Die Reaktion, die diese Angehörige auf die Sicht der Fachkraft zeigt, wird ganz und gar aus ihren eigenen Erfahrungen und Gefühlen heraus stammen. Und die Reaktion der Fachkraft wird von ihrem Kontext geprägt sein.

Meist schaltet der Mensch in solchen Situationen auf Not-Modus und reagiert, wie er es gelernt hat. Das Spektrum reicht von Bewerten, Rechtfertigen, Rückzug, Faktendarlegung. Auch Menschen mit Demenz verteidigen sich auf ihre ganz individuelle Weise oder „verarbeiten" was geschieht mit ihren Möglichkeiten.

Merke

Biografisches Wissen von einem Menschen, der sich nicht mehr gut äußern kann, kann sehr hilfreich sein. Es hilft uns, seine Vorlieben und Erfahrungen in die Angebotspalette aufzunehmen. Wichtig dabei ist, dass wir unsere Flexibilität so trainiert haben, dass wir uns an den Daten nicht festklammern. Für Menschen mit Demenz gelten immer der Moment und die Verknüpfung mehr als das, was tatsächlich einmal ***wahr*** *war.*

Diese Haltung und Kommunikation braucht Training. So wie alles Neue was wir lernen.

Wahrnehmende Kontaktaufnahme

Nichtbewertend wahrzunehmen, dies zu äußern, ist an sich einfach. Denn es fordert nichts von uns, außer mit allen Sinnen wahrzunehmen und zu sagen, was wir wahrnehmen. Doch genau das fällt vielen Menschen schwer.

„Das weiß der andere doch, dass er auf dem Stuhl sitzt."

„Das sieht und riecht der doch selbst."

„Der denkt, ich bin blöd."

„Der denkt, ich denke, er ist blöd!"

Alle Gründe, die uns bremsen zu sagen, was wir wahrnehmen und dazuzufügen, was dies in uns bewirkt, sind nachvollziehbar; sie wurden uns im Laufe unseres Lebens erfolgreich abtrainiert.

Sitzt ein Mann mit Glatze im Wartezimmer einer vollen Arztpraxis. Eine Mutter kommt mit der kleinen Tochter und nimmt Platz: Das Kind sagt: „Mama, der Mann hat keine Haare auf dem Kopf. Dem wachsen die Haare nach innen. Darauf die Mutter: „Das sagt man nicht!" Was hat das Kind gemacht? 1. Wahrgenommen, was es zu sehen gibt. 2. Ausgesprochen, was es sieht und dazugefügt, was es glaubt, warum dies so ist. – mit einem Ich-Satz.

Menschen mit Demenz verändern sich dahin, dass sie ihre Aufmerksamkeit auf den Moment haben, und die Regeln, wie das sagt man nicht, vergessen haben. Sie sagen, was sie sehen, und wie sie es gedanklich verknüpfen, ob verbal oder nonverbal. Sie zeigen ihre Gefühle eher als wir, weil sie nicht mehr wissen, wie sie diese früher unter Kontrolle gebracht haben.

Wahrnehmende Kontaktaufnahme ermöglicht den Anwendern, Schritt für Schritt mit der eigenen Wahrnehmung zu experimentieren und unterstützt das Erkennen der individuellen Wirkung von Ereignissen. Die eigene Reaktion wird bewusster. Wahrnehmende Kontaktaufnahme bietet dem Angesprochenen die Möglichkeit, seine Wahrnehmung zu äußern, ohne vorweg bewertet zu werden.

Formulierte Wahrnehmungen lassen den anderen teilhaben an dem, was auf den Anwender wirkt. Er muss nicht erklären, warum er womöglich anders wahrnimmt, sondern darf einfach sein. Fakten aus der Vergangenheit sind nicht notwendig.

Anleitung

Slow-Motion-Schritte unter dem Aspekt Wahrnehmungen wahrnehmen, Bewertung außen vorlassen, eigene Wahrnehmung zur Kontaktaufnahme aussprechen.

Slow-Motion-Schritte

Sie betreten das Zimmer eines Bewohners und öffnen die Tür:

WAS SEHE ICH? (bewusste Eigenwahrnehmung)

ICH SAGE, WAS ICH SEHE! (reine Beobachtung)

KURZE PAUSE – Zeit für Assoziationen auf beiden Seiten.
(Sie nehmen die Bewertung Ihrer Wahrnehmung wahr und achten auf die Reaktion des anderen).

Reaktionsvarianten:

ER REAGIERT NICHT AUF IHRE BEOBACHTUNG – Sie bringen sich ein, indem Sie Ihre Wahrnehmung und Ihre Moment-Interpretation preisgeben = Ich-Satz (was es mit mir macht).

ER REAGIERT AUF IHRE BEOBACHTUNG: Sie greifen seine Reaktion, seine Aussage auf.

Sie betreten das Zimmer von Herrn D. und sehen:

Herr D. sitzt vor dem Fenster, den Rücken Ihnen zugewandt.

Gehen Sie Slow-Motion, Schritt für Schritt, vor.

1. Ich sehe …
2. Ich sage, was ich sehe …
3. Pause: Ich verknüpfe/werde mir bewusst, was dies in mir auslöst/was ich denke.
4. Er reagiert nicht. Ich sage …
5. Er reagiert … Ich greife auf.

Slow Motion, Zeitlupe, dieser Prozess läuft in der Regel in Sekundenschnelle ab. Menschen mit Demenz sind in ihrer Reaktionszeit oft entschleunigt. Wenn Sie dies für sich und Ihr eigenes Wahrnehmungstraining nutzen, können sie hier üben, die Beobachtung von Ihrer Bewertung zu trennen.

Mögliche Variante:

„Guten Tag Herr D. Sie sitzen auf dem Stuhl und schauen aus dem Fenster!"

Er reagiert nicht: Ich stelle mich neben ihn, schaue hinaus: „Das Gras ist so grün, ich liebe den Sommer."

Ich-Sätze sind die Möglichkeit, Ihre Bewertung als die Ihre erkenntlich zu machen.

Wenn Sie ein Gefühl aufgreifen (z.B. Wenn Sie das Gefühl haben, Herr D. ist traurig, greifen sie dies auf: „Auf mich wirken sie…"

„Ja, ich bin traurig heute!" – Dann hätten Sie seinen Zustand wahrgenommen.

„Wo sitzt denn die Traurigkeit?"

Kann aber auch sein, er reagiert anders, und sagt: „Ich liebe Grün!"

„An was denken Sie?"

„Was kommt Ihnen in den Sinn, wenn Sie grün sehen?"

All diese Fragen sind weiterführend im Sinne des Moments.

Aus den Seminaren weiß ich, dass die Teilnehmer häufig sagen: „Ja, das mache ich ja eh schon." Und das stimmt auch, nur wird kaum bemerkt, wie bewertend gesprochen wird. Wenn wir zu üben beginnen, erleben wir, wie ungewohnt es ist, tatsächlich zu sagen, was ich sehe und wahrnehme. Denn im Alltag nutzen wir „Einstiegsklauseln, wie: „Guten Tag, die Sonne scheint", das sind wir gewohnt, das gehört zum Ablauf. Wir müssen hierbei den anderen also nicht wirklich wahrnehmen.

Zum Einstieg, um die eigene Wahrnehmung und die individuellen Bewertungen sich selbst bewusst zu machen, sind die Slow-Motion-Schritte sehr hilfreich und werden mit der Zeit automatisiert. Sie müssen nicht mehr drüber nachdenken. Sie tun es dann aus Gewohnheit.

Anleitung

Versuchen Sie es einfach. Gehen Sie in ein Zimmer und nehmen Sie bewusst wahr, das kostet Sie in der Regel zwei Sekunden und dann benutzen Sie es für die Begrüßung, für den Beginn des Gesprächs. Etwas verändert sich dadurch: Ihre Präsenz.

Was signalisiert ein Mensch, der ins Zimmer kommt und zu ihnen sagt: „Du sitzt auf dem Sofa"? (Ton und Körperhaltung, Art und Weise, wie gesprochen wird, spielen eine Rolle.)

Wir gehen jetzt davon aus, dass die nonverbalen Signale positiv sind, spüren Sie die Worte, denken Sie nicht. Welche Tür könnte für Sie auf der Emotionsebene aufgehen, wenn jemand so auf Sie zugeht? Sie hätten dadurch umgehend Raum zu sagen, wie es Ihnen geht (vorausgesetzt Sie wollen dies).

Stellen Sie sich dieselbe Situation vor, Sie liegen auf dem Sofa und sie hören: „Du liegst ja ganz faul auf dem Sofa!" Wenn dem so ist, dann ist das womöglich gut, kann sein, Sie fühlen sich erkannt.

An diesem Punkt greift auch Validation ein. Wir benennen das mögliche Gefühl des anderen und wenn wir es treffen, fühlt dieser sich gesehen. Wenn nicht setzt der oben genannte Mechanismus ein: wir erklären, was ist . Wenn nun jedoch im Inneren dieser auf dem Sofa liegenden Person die Gedanken mit etwas beschäftigt sind, müsste sie sich jetzt erst rechtfertigen, Ihre Wirklichkeit in die für sie entsprechende Ordnung rücken. (Wenn ihr das wichtig ist!)

Ein Mensch mit Demenz hat kaum Möglichkeiten auf Bewertungen, die er als allgemeingültige Wahrheit über sich hört, sachgemäß und regelkonform zu reagieren.

Wenn wir allgemeingültige Bewertungen als Angebot aussprechen, kann es geschehen, dass wir

a. danebenliegen,
b. bemerken, dass der demenziell veränderte Mensch spürt, was er nicht kann oder irritiert schaut oder in sich selbst erstmal sucht, ob das so stimmt oder wütend wird,
c. den weiteren Dialog durch die falsche Annahme blockieren.

Wir sind also in der Pflicht, dem sich verändernden Menschen von Beginn an eine offene Möglichkeit für seine Wahrnehmung zu ermöglichen. Im Falle von Herrn D., der vor dem Fenster sitzt, wäre uns womöglich vertrauter zu sagen: „Herr D., Ihnen ist wohl langweilig, kommen Sie, wir gehen Kaffee trinken!"

„Guten Tag, Herr D. kommen Sie, lassen Sie den Kopf nicht hängen, ich bringe Sie zum Abendessen!"

Jetzt sind Sie führend, Sie verfolgen etwas und haben die Zügel in die Hand genommen. Sie weichen dem Erleben des anderen aus, ohne sich dessen womöglich bewusst zu sein.

In diesem Spektrum der Aktionsmöglichkeiten findet Kommunikation statt. Die nicht Erkrankten sitzen am Hebel der Macht. So ist es und deshalb tragen wir alleine die Verantwortung, so gut und so flexibel auf das Kommunikationsverhalten der Menschen mit Demenz zu reagieren. Die Offenheit beim Eintritt ins Gespräch macht es Menschen mit Demenz einfacher, sich zu zeigen, da eine Erklärung oder Rechtfertigung für die eigenen Handlungen nicht mehr notwendig ist.

Übung

Gehen Sie zu einem Bewohner, setzen Sie sich neben ihn und sagen Sie, was sie sehen. Wenn Sie sich trauen, sagen Sie, was sie dabei gedacht haben bzw. wie sie das, was Sie sehen interpretieren. Sie werden sich wundern! Achten Sie auf alle Signale des Gegenübers – Trainieren Sie Ihre Wahrnehmung – auch hier gewinnen Sie Eindrucke. Seinen Sie authentisch, wahrnehmend erst einmal mit sich. Starten Sie mit Ihrem Wahrnehmungstraining in kleinen Schritten: Was nehme ich wahr?

Aus diesen Begegnung entstehen Freude, Kraft und Zufriedenheit. Sie haben ihren Zauberstab in der Hand. Lernen Sie ihn zu nutzen und ermöglichen Sie ihrem Gegenüber immer wieder sein zu dürfen, ohne Fehler, einfach sein!

6.2 Assoziationsfähigkeit

Gewinn und Nutzen in der verbalen Begegnung mit Menschen mit Demenz

Der Einstieg in die Kommunikation mit Menschen mit Demenz war, wie schon erwähnt, der Biografiegruppe im Pflegeheim geschuldet. Da die Teilnehmer dieser Biografiegruppen, selten in der Lage waren, selbst zu schreiben, lautete das Konzept kurz gesagt: „Sie reden und ich schreibe mit". Das Reden folgte zum einen klassisch chronologisch biografischen Fragen – von der Geburt bis zum Jetzt und kreativen Beschreibungen – angelehnt an Übungen aus dem kreativen Schreiben. So entstanden Texte wie:

Meine Puppe Ursula

Ursula ist rosa
Ursula ist wie ein warmer Frühlingstag
an dem es zart nach Flieder und Jasmin roch
und nach Marzipan schmeckte.
Ursula das ist
das Grün der Siedlung,
ist Spazieren gehen.
Bei Regen und Sturm blieb sie daheim und
ich bin ohne sie
barfuß und mit Regenhaut
hinaus.
Ursula trägt in meiner Erinnerung ein
rosa Kleid.
Als Kind.

Die geistig rege, körperlich eingeschränkte Frau, hatte auf assoziative Fragen (s. Kapitel 5) geantwortet. Diese Fragen unterstützen das bildliche Denken auf der Wahrnehmungsebene und ermöglichen somit assoziative Sprachbilder. Sprachbilder versetzen Menschen in die Lage, frei zu beschreiben. Was immer in den Sinn kommt, gefühlt oder an Fakten haftend ist, alles passt.

In den Biografiegruppen für pflegebedürftige Menschen ging es weniger darum, dass die Fakten und Erinnerungen der Teilnehmerinnen nicht zur Verfügung standen, es ging mitunter darum, die Möglichkeit zu geben, sowohl Schönes als auch Schmerzliches erzählen zu können, ohne unbedingt konkrete Einzelheiten preisgeben zu müssen.

Vater

Vater war
eine große
dunkle Gestalt,
manchmal war er
wie ein Sommertag
im Nieselregen

Bo.

Diese Texte berührten die Gruppenteilnehmer und meist auch die verblüffte Verfasserin. Die Fragen auf der Wahrnehmungsebene flossen mit der Zeit ganz von selbst in das Gespräch mit ein. So entstanden Texte wie Vater oder Meine Puppe Ursula, einfach so.

Manchmal, wenn durch das klassische biografische Arbeiten Themenbereiche angesprochen wurden, bei denen der Mensch schon durch das Erinnern berührt und aufgewühlt war, half das Beschreiben auf der Wahrnehmungsebene, das Erlebte in Worte zu fassen. Nach was schmeckt diese Erinnerung jetzt gerade? Süß, sauer oder salzig? Die Teilnehmer gewöhnten sich sehr schnell an diese Form des Fragens, sobald sie die Ergebnisse erlebten. Dann machte es einfach Freude.

Der Anwender des Assoziativen Dialogs ist sozusagen Geburtshelfer und Gebärender zugleich, denn er stellt seine Assoziationen zur Verfügung und unterstützt den anderen, eigene Assoziationen zu finden – falls dies notwendig ist, manche Menschen „blubbern“ auch einfach los.

Anleiter sind gefordert, Angebote zu gestalten, wie:
„Oh, wie schmeckt denn diese Erinnerung?“

(warten)

„Eher sauer?“

Reaktion des Gegenübers: Nicken

„Sauer wie eine Zitrone oder wie saure Drops?“

„Nein! Wie Essiggurken!“

Und dann ist sie da, die eigene Assoziation von dem geraden wahrgenommenen Gefühl!

Gerade am Anfang, wenn es ungewohnt ist, nach solchen Verbindungen/Assoziationen zu suchen und womöglich Druck entsteht – Mache/Sage ich etwas falsch? – ist das Zeigen eigener Verknüpfungen der einfachste Weg, dem anderen die Unsicherheit/den Druck zu nehmen.

Anwender bieten also Ihre Assoziationen an, indem sie diese ihrem Gegenüber mitteilen: sauer wie saure Drops? Sie tun dies nicht mit der Absicht, etwas zu erreichen, sondern als ein wertfreies Angebot. Der Mensch beginnt ganz automatisch nach seinen Assoziationen zu suchen, denn das Gehirn ist dazu bestens ausgestattet. So geschieht es automatisch, dass der andere das Angebot annimmt, ablehnt und eigene Verknüpfungen findet. Ob in Gruppen mit ausschließlich an Demenz erkrankten Menschen oder in den Biografiegruppen, diese Fragen wurden immer individuell beantwortet. Es war den Teilnehmenden wichtig, ihre Beschreibung zu finden.

Merke

Dies bedeutet für den Anwender/ Anleiter:

Der andere führt!

Der Anwender/Anleiter bietet an – das ist seine Aufgabe, sein Ziel!

Entlastend ist, dass man in diesen Übungen nichts falsch machen kann. Dieses Gefühl verleiht den Menschen Mut und Freiheit und verbindet sie mit sich und dem anderen.

Assoziative Verknüpfungen

Assoziative Verknüpfungen sind unserem Gehirn sehr bekannt, vertraut, es arbeitet ja sowieso immer so. Sie sind also für unser Gehirn nichts Unbekanntes. Im Gegenteil, als Kind nutzen wir diese Fähigkeit zur Erkundung und zum Verstehen der Welt: Mann ohne Haare = Haare wachsen nach innen = erkannt = mitgeteilt! Tun Sie es wieder – verknüpfen Sie und bewerten, wenn nötig, später.

Wenn Sie jetzt sagen, das ist doch Quatsch, ich weiß doch, dass er eine Glatze hat und die Haare ausgefallen sind. Stimmt und das ist auch gut so. Sie sind kein Kind mehr, Sie haben Erfahrungen gemacht und gelernt, gelernt und gelernt. Und jetzt lernen sie wieder Ihre Freiheit, Ihre eigene Kreativität zu mobilisieren und in Ihrem dienstlichen Sinne zu nutzen.

In den Weiterbildungskursen im Assoziativen Dialog fühlen sich manche Teilnehmerinnen beim Aussprechen der eigenen Assoziationen komisch. Komisch, weil es so ungewohnt ist, diese auszusprechen. Wir haben uns diese natürliche Fähigkeit abgewöhnt.

Gerne erzähle ich dann von den Anfängen der Biografiegruppen mit pflegebedürftigen Menschen. Nie werde ich die Gesichter dieser Damen in meiner ersten Gruppe vergessen, als ich die assoziative Frage stellte: „Welche Farbe hat die Jugendliebe!" Diese Gesichter! Dieses erstaunte Auflachen: „Farbe?", brachte mich ins Straucheln. Ich kam ins Stocken. Dies war ein wichtiger Moment, denn ich spürte meine Unsicherheit. Was passierte da?

Ich fand einen Vergleich: Wenn an meiner Tür ein Staubsauger Vertreter klingelt und ich merke, dass er unsicher ist, mache ich meine Tür sofort zu. Ist er aber überzeugt und begeistert von den Fähigkeiten seines Produkts, öffne ich die Tür. Ich wusste, ich muss meinem „Staubsauger" voll und ganz vertrauen. So begann ich, mit kleinen Schritten mit meinen Damen mir das Feld zu erobern. In kreativen Schreibkursen war es ja schließlich auch kein Problem, die Anleitungen anzuwenden, nach denen die Teilnehmer schreiben sollten. Der Unterschied war jedoch, die Teilnehmer der Schreibgruppe kamen mit der Absicht – Worte zu finden und Assoziationen – für ihr Erleben. Die Teilnehmer im Pflegeheim kamen, um über ihre Biografie zu sprechen. Ich musste also die Vorlage bieten, damit sie gewillt sind, mit auf die Reise zu gehen.

Tipp

Den eigenen Assoziationen zu vertrauen, diese Erfahrung erhalten Sie durch Üben. Üben sie Clustern, und machen Sie Schreibübungen (s. folgendes Kapitel), machen Sie die Erfahrung, dass es bei Ihnen funktioniert, dann funktioniert es auch bei den anderen. Und falls nicht, dann ist dies im Moment für Sie nicht das Richtige. Probieren Sie es morgen wieder und beobachten Sie dabei, was Sie denken!

Vielen macht das Experimentieren mit Assoziationen auf der Wahrnehmungsebenen einfach auch Spaß. Die unzähligen Möglichkeiten die dadurch nutzbar werden, spenden die Sicherheit im Anleiten.

Die Teilnehmer dieser Biografie Gruppen damals waren hochbetagt und sie stammten aus einer Generation, in der man gelernt hatte, vorsichtig zu sein mit dem, was man erzählt, da man nicht sicher sein konnte, was der andere damit macht! Die Kriegsgeneration hat ihre Erfahrungen, die deren Biografien füllte und das Verhalten prägte. So wie in jeder Generation davor und danach der Prozess der Prägung/Erfahrung geschieht. Assoziationen helfen also, das Wahrgenommene kreativ zu beschreiben. Die Wahrnehmungsebene spielt dabei eine große Rolle, denn mit ihr finden wir Zugriff auf die rechte Seite unseres Gehirns. Dort findet das bildliche Denken statt. Wie habe ich es erlebt – dadurch rutschen die Fakten automatisch in den Hintergrund, diese spielen sozusagen die zweite Geige.

Was im kreativen Schreiben als Möglichkeit zum Finden von Ideen und Poesie etc. genutzt wird, bildet einen Boden für das Sprechen „ohne" Sachebene. So ist es nachvollziehbar, dass dieses den an Demenz erkrankten Damen in der Biografiegruppe ermöglichte zu zeigen, was sie können, bei welcher Art von Fragen/Sprache sie mitreden konnten.

Und das haben diese beiden „eingeschmuggelten" Damen genutzt, plötzlich konnten die beiden mitreden, auch etwas sagen. (Sie waren demenziell erkrankt und nahmen an dieser Biografiegruppe teil). Ein Zufallsergebnis. Es wurde nicht danach gesucht, die Betroffenen haben es gefunden und die Reaktionen, sprich die Antworten, die sie gaben, zeigten die Tür zum Raum, der hinter unserer gewohnten Art der Kommunikation liegt.

Aus diesem Grund funktioniert es.

Die Beiden zeigten den Weg. Sie konnten „mitreden", sie wurden nicht korrigiert, im Gegenteil, sie bekamen Angebote, die sie ermutigten und das brachte Freude auf allen Seiten. „Sehen Sie," sagte damals eine der nicht demenziell veränderten Teilnehmer der Gruppe: „Da wissen Sie ja doch was!" Mit Wissen im Sinne von Fakten hatte es nichts zu tun, aber durch das Berührt sein, was schlussendlich Begegnung ausmacht, waren die Worte verbindend.

Merke

Auf der Basis des bildlichen Denkens können wir mit Menschen mit Demenz in Kontakt kommen oder Assoziatives Denken verbindet uns mit dem Menschen, der sich verändert.

Exkurs: Wie funktioniert das Gehirn?

Auf welche Seite des Gehirns wird im Assoziativen Dialog zugegriffen?

Für die Antwort auf diese beiden Fragen hier ein Ausflug in das bildliche und begriffliche Denken. Ich beziehe mich auf G.L Rico, die die Fähigkeit des Gehirns unter dem Aspekt „Schreiben" betrachtet/ beschrieben hat. Im kreativen Schreiben zielen die Übungen darauf ab, das bildliche Denken zu fördern und dem Menschen die Möglichkeiten zu geben, diese Fähigkeit des Gehirns als Ideengeber „anzuzapfen"!

Wo im Gehirn findet das assoziative bzw.das bildliche Denken statt?

Exkurs Gehirn, (GABRIELE L.Rico)

„Das Großhirn des Menschen besteht aus zwei Hälften und jede dieser beiden Hemisphären kann unabhängig von der anderen arbeiten. Jede Hemisphäre verarbeitet identische Informationen auf unterschiedliche Weise. Wie nun denken die beiden Hemisphären, denn wir wissen, dass sie die Informationen höchst unterschiedlich verarbeiten. Der fundamentale Unterschied besteht darin, dass die linke Hälfte nur einen Stimulus zurzeit verarbeitet – dies allerdings in atemberaubender

Geschwindigkeit, sie ist deshalb auf geordnete Gedankenfolgen und die Zerlegung in Teilinformationen angewiesen. Dagegen kann die rechte Hälfte ganze Reizbündel gleichzeitig Verarbeiten und komplexe Ganzheiten erfassen."

(Gabriele L. Rico: Garantiert schreiben lernen, S. 69)

Die Arbeitsweise der linken Hemisphäre

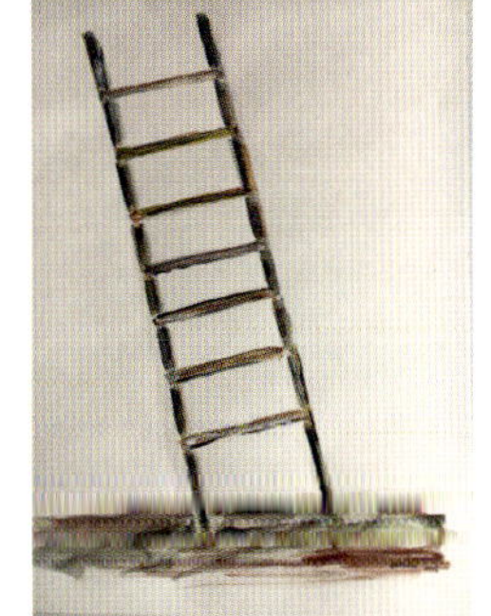

Sie lässt sich mit einer Leiter vergleichen. Der Impuls, der verarbeitet wird, wird immer die Stufen in gleicher Manier nehmen. Es ist die logische Reihenfolge, die dieser Seite unseres Gehirns die Fähigkeit gibt. Sie nimmt sozusagen eine Sprosse nach der anderen. Das ist der Weg! Das ist verlässlich! Dies hilft uns, uns zu merken, wie z.B. das Schalten beim Autofahren funktioniert. Wir müssen nicht mehr darüber nachdenken.

Dies geschieht in einer unglaublichen Geschwindigkeit.

Die Arbeitsweise der rechten Hemisphäre

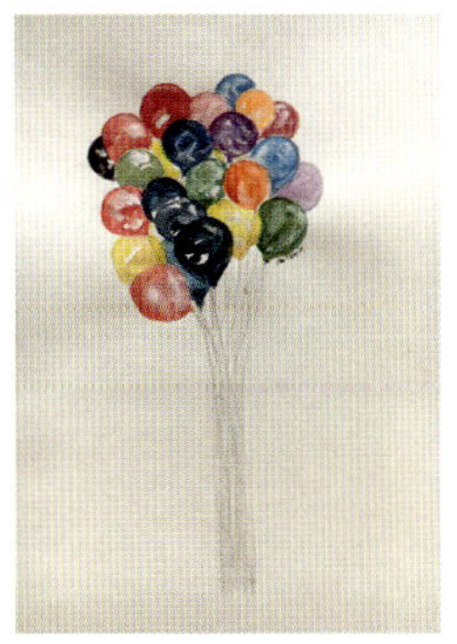

Sie ist vergleichbar mit an Schnüren miteinander verbundenen Luftballons. Der Impuls tritt über die Schnüre ein und hat unzählige Möglichkeiten der Verarbeitung.

Die Vielfältigkeit dieser Arbeitsweise sorgt zum Beispiel dafür, dass wir Gesichter erkennen können oder in der Lage sind, Gefühle zu beschreiben.

Wie die elektronischen Prozesse im Computer, ist das Denken der linken Hemisphäre regelgeleitet, das heißt an vorgegebenem Erlernten, und ein für alle Mal festgelegten Strukturen ausgerichtet, die in früher Kindheit angelegt und gespeichert werden. Wie ein Computer kann die linke Hälfte komplexe Sequenzen abrufen, kurz, sie speichert Vorgänge, die sich in unserem Leben ständig wiederholen, und schafft so eine gewisse Vorhersagbarkeit – und das ist gut so, müssen wir hinzufügen, denn sonst bliebe uns die Welt für immer fremd und chaotisch. Selbst bei einfachsten Bewegungsfolgen könnten wir uns auf keine Gewohnheit berufen. Wir müssten zum Beispiel jedes Mal neu in Erfahrung bringen, wie man ein Auto startet. Beim Schreiben könnten wir nicht auf die Kenntnisse des Alphabetes zurückgreifen oder auf ein Wissen, wie aus Buchstaben Wörter gebildet werden, aus Wörtern Sätze, wie Wörter richtig geschrieben werden, wie Wörter als Zeichen mit unwandelbarer Bedeutung verwendet werden und so fort.

Doch so wichtig der Beitrag der linken Hälfte auch ist, wir brauchen uns nicht ausschließlich auf die vorgegebenen, erlernten Sequenzen verlassen, wir brauchen nicht zu warten, bis die linke Hälfte neue Informationen auf ihre etwas umständliche Art verarbeitet hat, weil die rechte mit ihrer simultanen Arbeitsweise dazu weit besser in der Lage ist. Sie kann ein ganzes Gesicht erfassen, sie kann Teile unserer Welt durch die Wahrnehmung von Entsprechungen und Ähnlichkeiten zu neuen Bedeutungsmustern verknüpfen; sie kann die zerfließende Formlosigkeit verworrener Gefühle und Gedanken in komplexen Bildern ausdrücken. Nicht Wiederholung und Vorhersagbarkeit sind die Stärke der rechten Hemisphäre, sondern die Auseinandersetzung mit dem Unbekanntem, dem Neuen, dem Mehrdeutigen, dem Paradoxen, dem Unkonventionellen. Alle diese Dinge versucht sie sich dadurch verständlich zu machen, dass sie bedeutungsvolle Muster in sie hineinliest. Und das ist gut so, müssen wir auch hier hinzufügen, denn wären wir ausschließlich auf die Arbeitsweise der linken Hemisphäre angewiesen, wäre unsere Welt fein säuberlich in Schubkästchen verpackt, hätten unsere Handlungen immer die gleichen Sequenzen und Konsequenzen, hätten die Menschen große Schwierigkeiten, Ideen zu entwickeln, die die Grenzen des Gewohnten durchbrechen.

Das Schreiben wäre kein organischer, sondern ein höchst mechanischer Akt. „Wenn uns alles vorher bekannt wäre, gäbe es keine schöpferische Leistung mehr, sondern nur noch Diktat", schreibt Gertrude Stein. Die Wörter könnten die Grenzen ihrer wörtlichen Bedeutung kaum überwinden, und wir wären nicht fähig, Sprachbilder und Metaphern zu schaffen. Die feinen Bedeutungsschattierungen, die die Sprache zu einem lebendigen, dynamischen, veränderlichen Gebilde machen, blieben uns verschlossen. (G.L. Rico Garantiert schreiben lernen S. 69 – 70)

Für Interessierte:

G.L. Rico beschreibt die Funktion des Gehirns unter dem Aspekt des Schreibens. In einem Abschnitt erzählt sie davon, dass 1844 die Dualität des Gehirns von dem englischen Arzt A.L. Wigan entdeckt wurde. Bei der Untersuchung, die Wigan nach dem Tod eines Freundes an dessen Gehirn unternahm, stellte er fest, dass dieser keine rechte Gehirnhälfte besaß, dennoch aber lebensfähig und „funktionstüchtig" war. Damals schon vermutete er, dass die Doppelstruktur des Gehirns darauf schließen lies, dass wir über zwei verschiedene Formen des Verstandes verfügen. (S.67) Mehr als ein Jahrhundert lang geriet Wigans Vermutung auf Grund einer anderen medizinischen Entdeckung in Vergessenheit: Die Schädigung der linken Hemisphäre führt gewöhnlich zur Aphasie, der Unfähigkeit zusammenhängend zu sprechen und Gesprochenes zu verstehen. Gegenstücke der linksseitigen Aphasie sind die rechtsseitige visuelle Agnosie (die Unfähigkeit, Gesichter und

Gegenstände zu erkennen) und die ebenfalls rechtsseitige Aprodosie (die Unfähigkeit, Gefühle auszudrücken und zu erkennen) Wir werden auf diese Störungen noch genauer eingehen, weil sie zeigen, welche Rolle das Gehirn für das natürliche Schreiben spielt.

Da eine Störung sprachlicher Funktionen eine auffällige, schwere Beeinträchtigung der Handlungsfähigkeit bedeutet, machte man sich ohne weitere Prüfung die Überzeugung zu eigen, die linke Hemisphäre sei die „kluge", während man die Rechte für eine Art Ersatzreifen hielt – brauchbar nur, wenn Not am Mann und die „richtige" Hälfte nicht einsatzbereit sei.

In Frage gestellt wurde diese Annahmen durch den ersten „Split-Brain-Patienten". Er wurde von den Neurochirurgen Phillip Vogel und Joseph E. Bogen im Laboratorium des Späteren Nobelpreisträgers Roger W. Sperry am California Institute of Technologie operiert. Vogel und Bogen vermuteten, epileptische Anfälle entstünden in einer der beiden Hemisphären und griffen über den Balken (Corpus Callosum) , das aus einer Vielzahl von Nervenfasern bestehende Verbindungsstück zwischen den beiden Gehirnhälften, auf die andere Hemisphäre über . Die beiden Wissenschaftler durchtrennten diesen Verbindungsstrang, weil sie hofften, damit den „elektrischen Sturm" der Epilepsie mit seinen unkontrollierbaren Krämpfen eindämmen zu können. Diese Operation, bei der die etwa zweihundert Millionen Nervenfasern des Corpus Callosum durchschnitten werden, heißt Kommissurotomie. Die Hypothese von Vogel und Bogen erwies sich als zutreffend: Der „elektrische Sturm" wurde eingedämmt, und die jetzt nur noch einseitig auftretenden Anfälle ließen sich relativ mühelos behandeln und unter Kontrolle bringen. Die interessanten Ergebnisse wurden jedoch erst erkennbar, als der Patient sich langsam von der Operation erholte. Obwohl der Verbindungsstrang durchtrennt war, erschien das Verhalten des „Split-Brain-Patienten" auf den ersten Blick relativ normal. Unglaube und Neugier veranlassten die behandelnden Neurochirurgen, eine Reihe umfassender – und immer noch andauernder Tests – und Experimente durchzuführen. Und siehe da – Wigans fast 140 Jahre alte Vermutung bestätigte sich: Wir verfügen über zwei Hirne, die beide mit einem eigenen Bewusstsein ausgestattet sind und bis zu einem gewissen Grade unabhängig voneinander funktionieren. Als die Untersuchung dieser Patienten ein wichtiges Ergebnis nach dem anderen erbrachte, begannen sich andere Forscher verstärkt mit Patienten zu beschäftigen, bei denen eine Hemisphäre geschädigt war. Wieder andere Wissenschaftler maßen die Hirnwellen normaler Versuchspersonen bei speziell entwickelten Aufgaben, um an Hand der Potentialschwankungen festzustellen, welche der beiden Gehirnhälften aktiv wurde und welche untätig blieb. Die Vielzahl inzwischen veröffentlichter Forschungsergebnisse lässt weitgehende Rückschlüsse auf die Arbeitsweisen der beiden Hemisphären zu.

So sind die unterschiedlichen Arbeitsweisen miteinander verbunden durch den Corpus Callosum

(G.L. Rico: Garantiert schreiben lernen, S. 67)

Jeder Mensch hat seine besondere Stärke. Der eine ist mehr rechts, der andere mehr links und der dritte beidseits gleich in der Nutzung seines Gehirns zuhause.

Wenn wir den Blick auf die Werte unserer Gesellschaft richten, wissen wir, die linke Hälfte ist die, die uns hilft unserer Alltagsforderungen zu gewährleisten und uns zu positionieren. So ist es auch verständlich, in der „Leiterseite" all diese Punkte gesichert zu wissen. In unseren Breitengraden ist die Leiterseite und deren Eigenschaften also auch die Gefragtere; sie wird gefördert und gefordert.

Dies ist ein sehr vereinfachter Vergleich und es steht außer Frage, dass es sich um ein sehr hochkomplexes Organ handelt.

Kommunikation mit Menschen mit Demenz fordert von den Begleitpersonen, dass sie versuchen sollten, der rechten Seite genau so viel Aufmerksamkeit zu schenken und sie nicht als „Ersatzrad" zu behandeln. Dort, wo die Luftballons zu Hause sind, dort, wo es noch andere, weitere Möglichkeiten der Verknüpfung für Beschreibungen gibt, ist die Chance für zusätzliche Begegnungen mit Menschen mit Demenz beheimatet. Welche Auswirkungen hat es, wenn die Sprossen nicht passierbar sind, die Information keine Möglichkeit zum Ausweichen hat? Abläufe sind nicht mehr gewährleistet. Wie gut, dass die rechte Seite parallel mitarbeitet. Durch ihre individuelle Art und Weise der Fähigkeit zu Verknüpfen und Auszuweichen, haben wir zumindest eine weitere Chance, das Erleben zu beschreiben. Selbst dann, wenn einige Ballons keine Luft haben. Es gibt weitere. Wir müssen die Angebote für die „Gedanken – Verknüpfung" anbieten, womöglich aufzeigen, neue, ungewohnte Wege nutzen, um in Kontakt zu gelangen.

Wir müssen in Vorleistung gehen, damit der sich verändernde Mensch sich so lange wie möglich verbal ausdrücken kann. Auch dann, oder vor allem dann, wenn seine Beschreibungen, seine Verknüpfungen im ersten Moment „fremd" erscheinen.

Beispiel

Was für ein Symbol steht für Sie für Liebe?

Hm?

Ein Herz?

Hm, nein.

Welcher Ort steht für Sie für die Liebe?

Ein Ort?

Ja, gibt es einen Ort, der für Sie symbolisch ist für Liebe?

Die Sparkasse symbolisiert für mich den Ort der Liebe.

Mmh!?

Heute ist mir das Geld wichtig.

Das ist für mich gehaltvoll.

Bietet Ihnen Sicherheit, die Sparkasse?

Mmh!

Frau B. und Frau E., an der Küchentheke einer Wohngemeinschaft für Menschen mit Demenz

Wenn wir ja sagen zu den Verknüpfungen des anderen und unseren Verknüpfungen und dem Gehirn vertrauen, dass es versuchen wird, zu verstehen, ist der Einstieg einfach. Auch wenn wir nicht verstehen, dann verknüpfen wir weiter. Es wird Menschen geben, denen fällt das leichter, anderen schwerer. Aber so ist es, der eine hält die Balance beim Fahrradfahren leichter und schneller als ein anderer. Das Tolle ist, dass wir alle in der Regel beide Gehirnseiten mit uns herumtragen. Nutzen wir sie.

So war es damals mit den beiden Damen. Auf die Leiterfragen konnten sie nicht antworten mit den Luftballons gelang es ihnen, mal mit mehr, mal mit weniger Unterstützung, Wahrnehmungen in Worte zu fassen. Die Frage drängte sich auf: Wenn Demenzkranke so sprechen können, warum spricht man dann nicht so mit Ihnen? Dies war vor 10 Jahren der Startschuss für meine Arbeit mit Menschen mit Demenz. Diese Arbeit brachte eine andere Art der Biografie-Arbeit mit sich: Die Wortbiografie.

6.3 Das Wort – Sprachbilder kreieren

Bei der ersten Wortbiografischen Gruppe suchte ich etwas, das mir half, mich im Labyrinth der Assoziationen des anderen und meiner eigenen nicht zu verlieren. Ebenso brauchte ich auch einen Weg meine Assoziationsfähigkeit zu trainieren, damit ich die Luftballons ohne Luft einfach überspringen konnte. Denn nichts ist schlimmer, als sich selbst unter Druck zu setzen und zu befürchten, mir fällt nichts mehr ein. Dann entsteht die interne Blockade, der interne Knoten, der die Freiheit zu verbinden blockiert.

Was mir half und mir Sicherheit und Zutrauen ermöglichte, war das Experimentieren angelehnt an die Methode des Clusterns von Gabriele L. Rico. Hier fand ich einen Anker und den Zugriff auf die eigene wie auch die Flexibilität des anderen. Und so starteten wir:

Beim Clustern gibt es ein Kernwort. Für mich wurde dies zum Ankerwort. Ich startete mit maximal 5 Teilnehmer und wir unterhielten uns über all die Facetten eines Wortes (Wortbiografie). Wir hüpften von einem Ballon zum nächsten, immer wissend, wo der Anker ist. Wichtig war die Wertfreiheit der Gedanken zu jedem Ballon eines jeden Teilnehmers. Keine Kritik, jede Assoziation, jeder Gedanke hat seine Berechtigung und erfährt keine Bewertung. Im Gegenteil, er ist willkommen!

So kam das Leuchten der Verbindungen für alle zum Vorschein.

Aus Clustern wird Blubbern

Die Basis für ein offenes wertfreies Denken im Assoziativen Dialog.

Im folgenden Beispiel zeige ich den Ablauf bzw. Die Vorgehensweise der ersten Gruppen auf.

In dieser Gruppe nahmen zwei an Demenz erkrankte Frauen und ein Mann, der kaum sprach, teil. Das Ankerwort in dieser Sitzung war: WIR. Von dort aus ging es los.

Beispiel

„Was kommt Ihnen in den Sinn, wenn Sie das Wort Wir hören?" (Die Frage ist in die Gruppe gestellt, es kann antworten, wer antworten möchte.)

Mann: „Wir sehen uns öfter."

„Was kommt Ihnen in den Sinn, wenn Sie „Wir sehen uns öfter" hören?"

Frau 1.: „Reden."

„Was kommt Ihnen in den Sinn, wenn Sie reden hören?"

Frau1: "Das ist gut!"

„Was kommt Ihnen in den Sinn, wenn Sie Das ist gut hören?"

Frau 2: „Unsicher."

„Was kommt Ihnen in den Sinn, wenn Sie das Wort Unsicher hören?"

Frau 1. „Ich rede dann mehr, wenn ich unsicher bin."

„Was kommt Ihnen in den Sinn (Ansprache direkt), wenn sie das Wort: Unsicher hören?"

Mann: „Ich rede dann überhaupt nichts – Will nix wissen."

„Was kommt Ihnen in den Sinn, wenn Sie das Wort Unsicher hören?"

(Ansprache direkt)

Frau 2: „Ich bin unsicher, wenn ich den Heimweg nicht finde."

Unsicherheit verlockte mich, kurzfristig für diesen Moment das Wort Unsicher als Anker zu verwenden. Nachdem jeder gesagt hatte, was ihm zu ***unsicher*** *in den Sinn kam, kehrten* *wir zum Ankerwort Wir zurück! (Alle Ballons auf dem Flichart notiert und wie beim Clustern mit Pfeilen verbunden.)*

Was kommt Ihnen in den Sinn, wenn Sie das Wort WIR hören?

Danach ging es in ähnlicher Manier wie oben vom Ankerwort erneut weiter, die Ergebnisse können Sie im folgenden Text lesen.

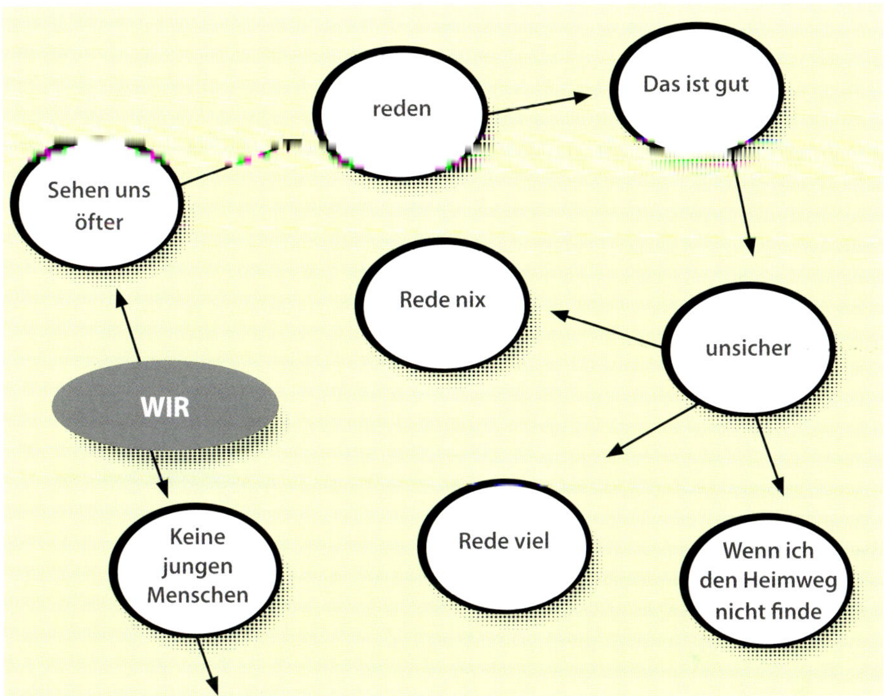

WIR

Wir sehen uns öfter, reden, das ist gut.

Wir sind auch unsicher.

Ich rede dann mehr, damit andere Gedanken kommen.

Ich rede dann überhaupt nix. Will nix wissen.

Ich bin am ärgsten unsicher, wenn ich den Heimweg nicht mehr weiß.

Wir sind keine jungen Menschen.

Ich bin immer so alt wie ich bin. Das ist normal.

Normal ist auch schwätzen und wenn wir gut auskommen mit den Menschen.

Wir leben fast miteinander, haben viel miteinander zu tun.

Doch das Wir heute ist ein anderes als das Wir damals

(Die Texte bekamen die Teilnehmer im Anschluss überreicht)

Wir ist das Ankerwort, das mitgebracht wurde. Von dort aus geht es los. Den ersten Gedanken dazu aufnehmen und hinschreiben. Es wird nicht korrigiert, kein Zuruf wird negiert!

Das Ende dieser Kugelkette kann sein, wenn zum Beispiel keine Antwort mehr kommt oder das Blatt voll ist oder Ihr Impuls sagt – jetzt ist gut. Dann kehren wir zum Anker zurück und blubbern in der selben Manier wieder von neuem los. Eine neue Kugelkette wird gebildet. Im Blubber-Cluster kann jede Kugelkette zu einem Satz zusammengefasst werden, egal wie viele Menschen mitblubbern. Und das ist das Entspannende. Die „Angst" vor Unsinn lässt uns nicht leichtfüßig blubbern. Die Angst vor „Sinnlosigkeit" lehrt uns, nicht zu vertrauen in die Fähigkeit des Unbewussten, zu verknüpfen. Doch es funktioniert auch in Gruppen und dem Zusammenfluss der Gedanken zu einem Ankerwort. Probieren Sie es aus, wenn es Ihnen zusagt, Sie neugierig macht.

Est ist so einfach, wenn wir die eigene Bewertung loslassen und den Spaß der Teilnehmer daran erleben, dass alles willkommen ist.

Hinweis

Wenn Sie mit dem Original-Cluster von Gabriele L. Rico arbeiten möchten, finden Sie auf S.107 einen Einstieg und den Verweis auf das Buch, indem alles über das Clustern zu finden ist.

Dieses Clustern/das Blubbern ist eine einfache Art und Weise zu üben, dem Moment und seinen Assoziationen Raum zu lassen. Für das vereinfachte Nutzen in der Kommunikation reicht, wenn Sie sich erlauben, locker einfach mal Kugelstränge zu blubbern. Probieren Sie es mit Menschen mit Demenz –„Ping-Pongen" Sie. Stellen Sie Fragen, z.B.: Was kommt Ihnen in den Sinn? Machen Sie ggfs. Angebote für den anderen zum Einstieg.

Die Kettenbildung und das Ankerwort bilden eine weitere Grundlage im assoziativen Dialog.

Hier das Ergebnis eines „Einzelclusters“:

Erinnern ist aufregend.

Erinnern ist wie großes Wasser.

Erinnern ist ein Tagebuch, es könnte nach Veilchen riechen.

Veilchen freuen mich.

Erinnern sind auch Tränen.

Ich bin immer allein, ich kann nicht viel lustig sein.

Liebste Erinnerung? Da weiß ich auch nichts.

Erinnern ist blass.

Das ist so

Jetzt ist für mich wichtig.

Jetzt bin ich nicht allein, das ist viel wert.

Es gab zu Beginn viele skeptische Blicke vom Fachpersonal, doch es gab auch Heimleitungen, die mir die Möglichkeit gaben, Gruppen über Jahre hinweg zu leiten und die Methode aus diesen Erfahrungen abzuleiten. Es kam so auch immer wieder zu Situationen, wie:

„Schauen Sie, den ganzen Tag läuft er im Kreis und poltert mit dem Rollator an die Tür, er will heim! Er will raus! Alles, alles haben wir probiert!“

Auf mich zu kommt ein Mann mit seinem Rollator, die Körperhaltung angespannt, der Schritt steif und dennoch beweglich. „Guten Tag Herr X., Endres mein Name. Möchten Sie mit mir eine Runde im Garten drehen?“

Solche Situationen erlebe ich immer wieder. Ich soll beweisen, dass etwas geht oder nicht. Ich soll helfen zu bestätigen, dass dieser Mensch nicht erreichbar ist, nicht verbal, und auch nicht mit Aktionen. Manchmal ist das so, manchmal nicht. Ob dies immer nur am sich verändernden Menschen liegt, ist die Frage! Solche Situationen lösen im ersten Moment auch bei mir Druck aus. Erfolgsdruck, wie ein Blitzlicht, jetzt! Wenn dieses Blitzlicht zum Leuchten wird, dann weiß ich, ich brauche es gar nicht erst versuchen, denn dann stimmt meine Motivation nicht: Dann will ich nicht ihm begegnen, sondern anderen etwas beweisen und das sind erschwerte Bedingungen – die Kontakt finden erschweren!

Also bemühe ich mich, die Erwartungen auszublenden und mich auszurichten auf den anderen. Ein offenes Ergebnis ist erlaubt!

So stehen wir da, ein Mann, eine Frau und jeder mit seiner Geschichte und seinen Gefühlen.

Er hatte genickt. Wir sind in den Garten gegangen und drei Mal dürfen Sie raten, in welche Richtung er sich umgehend bewegte. Ja genau, zum Gartentor. Verschlossenes Gartentor, versteht sich.
Ich dachte, gut dass ich keinen Schlüssel habe.

„Lassen Sie mich raus!"

„Ich kann nicht, ich habe keinen Schlüssel und ich darf sie auch nicht gehen lassen. Wir können hier noch gemeinsam gehen!"

Beispiel

„Hier ist es wie in einem Gefängnis, ich komme nirgends raus!"

Das Leben im Gefängnis ist Ihnen vertraut?

„Ja!"

Ein Gefängnis mit Gittern?

„Ja, in Russland!"

Russland… Ist es hier anders als in Russland?

„Ja natürlich!"

Anders als damals?

„Ja damals, damals waren meine Freunde dabei und…

… und heute… heute bin ich hier alleine."

Das macht es schwieriger?

„Ja."

Wir wurden beide von der Heftigkeit der Bedeutung seiner Worte getroffen. Seine Körperspannung ließ nach. Sein Schritt wurde langsamer. Schweigend gingen wir ins Haus zurück. Seine Gefühle hatten Worte, eine Erklärung gefunden. Und dann geschah Folgendes: Er ging in sein Zimmer und mein Ego wollte mehr. Jetzt hat es so gut geklappt, da könnte ich doch weitermachen! Er setzte sich auf sein Bett und sah mich an. „Junge Frau?", seine Hände auf den Stock gestützt, sagte er ruhig und bestimmt: „Junge Frau, wir hatte es schön grad miteinander, lassen Sie es gut sein." Beschämt sah ich auf den Boden. „Ja, Sie haben recht. Lassen wir es gut sein." Ich habe das Zimmer verlassen und so viel durch diese Episode gelernt:
In meiner Motivation, etwas zu erreichen, habe ich ihn nicht mehr wahrgenommen.

Das Aushalten bzw. das Miterleben der Trauer, und das Zugeständnis, dass dies so sein darf. Getrieben vom Erfolg, startete ich einen neuen Versuch, ohne mich zu fragen, wem er dienlich ist. Wie mir mitgeteilt wurde, ist er bald darauf wieder seine Runden gelaufen, ohne jedoch an diesem Abend gegen die Tür zu poltern und raus zu wollen.

Ein Versuch der Analyse um aufzuzeigen, wie das bisher in den einzelnen Kapiteln Gelesene ineinanderfließt.

Beispiel

„Hier ist es wie in einem Gefängnis, ich komme nirgends raus!"
Reaktion des Mannes auf die geschlossene Gartentür.

Das Leben im Gefängnis Ist Ihnen vertraut?
Leben hier, Leben im Gefängnis. Gefängnis wurde mein Anker?
„Ja!"
Bestätigung.

Ein Gefängnis mit Gittern?
Assoziation auf das Wort Gefängnis: Gitter – daraus entsteht die Frage. Frage zur Rückversicherung zu der Vorstellung, die er und ich haben.
„Ja, in Russland!"

Meine Blubberkette zu Russland: Krieg ▸ Mangel, ▸ Leid, ▸ Kälte… ich sehe den Garten, durch den wir gehen, das schöne Haus – und denke: Hier ist es doch schöner. .. für mich und für Ihn? Deshalb die Frage:

„Russland … Ist es hier anders als in Russland?"
„Ja natürlich!"

Konkrete Fragen erwarten Konkretes. Offene wertfreie Frage:

„Anders als damals?"
Pause aushalten.
„Ja damals, damals waren meine Freunde dabei und
Heute … heute bin ich hier alleine."

„Das macht es schwieriger?" (Spontan – der eigenen Emotion folgend.)
„Ja."

Ausstieg aus der Tretmühle

Menschen mit Demenz wechseln das Thema ad hoc.

Menschen mit Demenz wiederholen Worte am laufenden Band.

Menschen mit Demenz suchen nach Worten.

Menschen mit Demenz geraten auf dem Weg der Erzählung ins Stocken.

Menschen mit Demenz verbinden. Haben immer wieder auch Verknüpfungen, die für uns nicht gleich zusammenhängend erscheinen.

Wie darauf reagieren?

Wertfrei – akzeptieren und Vorhandenes aufgreifen.

Wertfreiheit, ein großes Wort – ein schier nicht erfüllbares Wort, denn wie wir wissen, das Bewerten liegt in unserer Natur und Konditionierung. Bewerten ist für uns Normalität. Womöglich ist es auch etwas Notwendiges, damit in Sekundenschnelle bewertet werden kann, ob Gefahr besteht oder nicht.

Wenn Menschen mit Demenz aus ihrem Fragen und ihrem Druck, ihrer empfundenen Not, jetzt unbedingt etwas zu wollen, nicht mehr aussteigen können, was können wir tun?

Wir lenken ab. Wir bieten Aussichten an: „Ihr Mann kommt morgen." Wir weichen aus.

Je nach dem, kann es sein, dass dem „Ich will nach Hause" oder „Ich muss zu meinen Kindern" oder wie im folgenden Beispiel „Es kommt jemand!" nichts entgegengesetzt werden kann.

Wir alle wissen, dass dieses Phänomen phasenweise auftritt.

Wenn die Menschen mehr ins Vergessen rutschen, dann haben sie irgendwann vergessen, dass sie nach Hause wollen. Die Phasen können jedoch über längere Zeitstrecken anhalten und diese sind Belastungsproben für Angehörige, für Fachkräfte und Begleitpersonen

Auch das stetige Fragen nach der gleichen Sache, z.B.: „Geben Sie mir eine Zigarette!" – begleiten Pflegekräfte, Alltagsbegleiter und Angehörige. Und auch hier gibt es keine Art des Umgangs, die für alle geht und bei allen hilft. Anteile des Assoziativen Dialogs können wir uns hier als weitere Möglichkeit zu Nutze machen. Das Anbieten von Assoziationen bzw. das Aufgreifen dessen, was wir wahrnehmen kann ebenso genutzt werden wie Validation, Ablenken, Ausweichen etc.

In diesem Abschnitt möchte ich Ihnen aufzeigen, wie sie damit experimentell umgehen können bzw. die Grundidee dahinter, in Ihre Vorgehensweise einfließen lassen. Damit Sie weitere Möglichkeiten haben, um auf dieses „Tretmühlen Phänomen" zu reagieren.

Beispiel

Es kommt jemand!

In einer Demenzgruppe, die wöchentlich stattfand, war eine Frau, die zigmal in der Stunde sagte:

„Es kommt jemand!" 50-mal war durchaus möglich …

Standartantworten:

- Nein, es kommt niemand.
- Ich höre nichts.
- Da ist niemand.

konnten die weitere Wiederholung nur bedingt hinauszögern.

Zigmal in der Sitzung platzte die Aussage in den Gruppenprozess.

Aufgreifen von: Was tun wir, wenn jemand kommt? = Ankern ▸ Aussagen sammeln, konnte ab und an auch wiederholt werden, unterbrach jedoch die Aussage der Dame nicht wirklich und verhinderte die Arbeit mit dem Wort der Stunde.

Ich gewöhnte mir an, wenn Sie sagte: „Da kommt, jemand!" ihre Hand zu nehmen und beiläufig zu sagen: Nein, es kommt niemand!" umso im eigentlichen Kontext bleiben zu können, es half und es half nicht.

Das Verhalten der Frau konnte bewertet werden:

- Sie braucht Aufmerksamkeit.
- Sie will im Mittelpunkt stehen.
- Sie fühlt sich unwohl.
- Sie will, dass ich mich um etwas kümmere.

Doch keine dieser Bewertungen half in dieser Situation, man konnte sie fragen: „Fühlen Sie sich unwohl?" „Nein, warum?" „Ich dachte nur, weil Sie was hören, was ich nicht höre" „Ja, ich hör halt gut!"

Eines Tages, das Ankerwort war: Eltern – erzählte diese Teilnehmerin, dass sie als Kind einmal ohne was zu sagen zu den Nachbarn ging und ihr Vater sie gesucht hatte. Als er sie bei den Nachbarn fand, hat er ihr vor allen Anwesenden mehrere Ohrfeigen gegeben. – Ab diesem Moment, wenn Sie in den Sitzungen sagte: „Es kommt jemand!", konnte ich immer sagen, dass ich vorne Bescheid gegeben habe, falls sie gesucht würde, bekäme die Person mitgeteilt, wo sie sich befindet. Das hat geholfen und diese Antwort beruhigte sie sichtlich. Erst nach diesem Ereignis fiel mir auf, dass diese Teilnehmerin, den Tag immer im „Wohnzimmer" am Esstisch oder auf dem Sofa verbrachte, die Wortbiografiegruppe fand in einem andern Raum statt, dieser war ihr fremd und dies wiederum konnte der Auslöser sein für den Satz und den „Stress", den sie empfand und der in „es kommt jemand" Ausdruck fand.

Merke

Die Bewohnerin kann nicht auf die Sachebene zurückgreifen, sie kann nicht erzählen oder benennen, warum sie unsicher ist, doch ihre Gefühle (womöglich Verunsicherung) steuern das Verhalten.

So sind gewisse Verhaltensweisen zum einen krankheitsbedingt und oder immer wieder trotz Erkrankung auch im Erlebten des Menschen zu finden.

Wenn Menschen mit Demenz in ihre Gefühls-/Worttretmühle treten, kommen die Begleitungen oft in Kontakt mit der eigenen Ohnmacht. Denn Sachargumente, die auf der „Leiterebene Denken" angemessen wären, kann der demenziell Erkrankte nicht nutzen.

Umso wichtiger ist es, sich zu erlauben sowohl das eigene Gefühl als auch das Gefühl, von dem wir glauben, dass es der andere hat, als Ankerwort anzubieten und zu blubbern.

Zum Beispiel: Heim – Heimat als Ankerwort zu verwenden und zu blubbern: Wenn ich Heim höre …

Es kann dadurch ein Reset erfolgen.

Oder das Gefühl: Ohnmacht als Ankerwort zu verwenden und zu blubbern: Wenn ich Sie höre, da empfinde ich Ohnmacht. Kennen Sie dieses Gefühl? …

Wie im 3DKom® aufgezeigt, üben die Gefühle Einfluss aus auf die Art und Weise wie Menschen sprechen, reagieren und handeln. Bisher haben wir auf Worte assoziiert und nun nutzen wir das Blubbern auch auf der Gefühlsebene: Verzweifelte Bedürfnisse sind also an Gefühle gebunden mit Gefühlen belegt.

Heim ▸ Trauer

Trauer – Angebot als Ankerwort!

Trennen von Beobachtung und Bewertung, bzw. meine Bewertung als solche erkenntlich machen.

Sie wirken traurig, verzweifelt, wütend auf mich (Je nachdem, wie ich das Gegenüber wahrnehme) und dies kann ich zu meinem Ankerwort machen.

Bedenken, die dem gegenüber geäußert werden, lauten häufig: Ich sprech doch das nicht an, dann verschlimmere ich den Zustand ja nur!

Möglich – möglich wäre aber auch, dass wenn nicht angesprochen wird, was mich beschäftigt, ich mich immer weiter „verrenne" in meinem Gefühl.

Die Gefühle aufgreifen und sie nicht als „Wahrheiten" überstülpen (Beobachtung und Bewertung) kann auch als Reset aus der Tretmühle genutzt werden.

Das Reset ist eine Unterbrechung im Kreislaufdenken des anderen und durch das Gefühlthema findet der andere unter Umständen eine Möglichkeit, Worte zu finden.

Merke

Das Gefühl als Ankerwort verwenden und sich leiten lassen von den Reaktionen des Gegenübers.
(Mehr zum Thema Gefühle in Worte kleiden im nächsten Kapitel)

Ein alter Mann sitzt auf dem Stuhl im Flur und weint herzzerreißend. „Er weinte", so die Kollegin, eher wie ein kleiner Junge, so hemmungslos schluchzend, als ginge die Welt unter." (Der Bewohner leidet unter Hirnschädigungen durch eine Reanimation). Sie setzt sich neben ihn und sagte: „ Sie weinen bitterlich." „Ja! Meine Eltern haben mich vergessen" „Darf ich fragen, wie alt sie sind?" „Ja, ich bin 9." „Ja", antwortete sie, „mit 9, da will man schon wissen, wo die Eltern sind und wann sie kommen." „Er hat sie angeschaut und genickt" Es hat ihn beruhigt. Sein Erleben war in diesem Moment gerechtfertigt und geborgen durch die Kollegin. Mit einem Angebot etwas Saft zu trinken und sie auf ihrem Weg zu begleiten, hat er sich erst mal beruhigt – bis die Hirnveränderung ihn schlagartig Erwachsen sein lies.

Wir können nicht mit der Sachebene kommen, wenn das Gehirn des Gegenübers in dieser Art nicht mehr denken kann. Deshalb ist das erste kleine JA so wichtig. Und dabei authentisch zu bleiben. Sie sagt ja zu seiner Reaktion nicht: „Ja, sie sind 9." Das ist ein wesentlicher Unterschied. Ich gehe davon aus, dass viele Menschen nicht zu solchen Aussagen greifen möchten, wie: „Ja sie sind 9!"

Einige machen das so, und ich finde, dann entsteht ein Problem, das Gegenüber zu belügen, im Sinne von „Käse" erzählen, macht auf Dauer niemanden glücklich.

Die Wirklichkeit des anderen erst einmal aufzugreifen und die eigene Assoziation dazugeben, ist eine Möglichkeit des Angebots, um aus dem Strudel auszutreten.

Des Weiteren kann auch ein **Assoziations-Ping- Pong** angeboten werden.

Ähnlich wie Clustern, nur zu zweit, und sozusagen im Gehen – im Laufen!

Oh, ich höre sie wollen heim. Wenn ich heim höre, dann fällt mir ein ...

Was denken Sie, wenn Sie an Ihr zu Hause denken?

Und dann greifen sie das Gesagte auf und geben Ihre Assoziation dazu.

Es mag wie Nonsens wirken, ist jedoch ein Unterbrecher für das Gedankenkarussell und bietet eine Kugelkette an. Und ab und an kann eine Kugel dabei sein, die den Ausstieg aus der Tretmühle ganz ermöglicht. Falls nicht, hatten sie einige Momente der Begegnung. In dieser Vorgehensweise kann man, wie beim Blubbern auf Papier handeln: „Gerade können Sie nicht nach Hause, ich würde gerne mit Ihnen etwas ausprobieren, damit Ihr Daheim für mich nachvollziehbarer wird. Manchmal reichen zwei Blubber und der Gedankenkreislauf, um die Fixation des anderen zu durchbrechen.

Manchmal ist das „Ich will heim!" so groß, dass es gut ist, wenn die betroffene Person mit samt dem Koffer loslaufen darf. Rausgehen, um zu fühlen und zu erleben, wie weit sie kommt. Manche fahren noch mit dem Bus bis nach Hause. Manche drehen nach 40 Metern ganz erschöpft um und meinen: Ein anderes Mal vielleicht!

Wir wissen nicht, warum diese Person heim will.

Wir kennen ihre Geschichte nicht

Wir wissen nicht, was die Motivation dafür ist.

Manchmal braucht es Medikamente.

Manchmal Beschäftigung.

Manchmal einfach nur Weinen können.

Manchmal ein Wort ...

In unseren Breitengraden haben wir gelernt, zielorientiert zu handeln. Strukturiertes Vorgehen bietet Sicherheit und einen Rahmen, indem wir uns mehr oder weniger wohlfühlen.

Wir reagieren und handeln, um etwas zu erreichen.

Wir möchten, dass ein demenziell veränderter Mensch, der nach hause möchte, aus dieser Tretmühle aussteigt, dass er versteht, dass er genau dies nicht mehr kann. Nicht mehr alleine wohnen, heim gehen. Er sollte das Ziel haben, hier zu bleiben und den Sinn darin erkennen. All das kann er nicht. Er sagt nur: Ich will heim! Ich will raus. Und das kann schnell zur Handlungsunfähigkeit der Begleitpersonen führen.

Beispiel

Bei einem Besuch in der Gerontopsychiatrie stand an der Schleuse ein Mann mit einem großen Koffer und wollte durch. Ich stellte mich vor ihn. Und sagte:

„Sie haben einen braunen, großen Koffer dabei!" (Reine Beobachtung)

„Ja! Ich gehe nach Hause!" (Sagt, was er will)

„Oh, haben Sie auch wirklich alles dabei?" (Versichere mich, dass er gut vorbereitet ist)

„Ja, ja gehen Sie aus dem Weg, ich muss durch die Tür." (Er ist genervt)

„Wo ist denn ihr Portemonnaie?" (Fakt des Moments, ohne Portemonnaie – geht nichts)

„Na im Koffer! Glaub ich …"

„Also das Portemonnaie ist wichtig!"

„Ja, ja. Ich muss zur Bahn!"

„Ohne Portemonnaie nicht möglich."

Er stellt den Koffer ab und beginnt zu suchen.
Die Tür ging in der Zwischenzeit automatisch wieder zu

„Ja, wo ist es nur?"

Etwa 5 Minuten waren wir mit dem Koffer und allem, was alles drin war, beschäftigt. Er erzählte dabei Unterschiedlichstes, das Portemonnaie fand er nicht und so ging er zurück, um den Koffer neu zu packen. Glück gehabt, kann man sagen. Hätte er das Portemonnaie gehabt, dann hätte ich eventuell gefragt, ob er genug Geld für die Reise hat? – Ich weiß es nicht, und kann es auch nicht vorhersagen, was man sagen kann oder soll. Denn es ist so viel von der Situation, den Emotionen die der andere aussendet, abhängig. Und von der individuellen Wahrnehmung und Bewertung, aus der heraus Handlungsalternativen entstehen.

Es gibt halt immer verschiedene Ursachen und Motivationen der Menschen zu agieren und reagieren.

7 Zugangsmöglichkeiten

Der Assoziative Dialog hat drei Stränge, die gleichzeitig drei Zugangsmöglichkeiten für den Einstieg in die Methode darstellen. Diese drei Hauptstränge:

- Beobachtung – Bewertung,
- Assoziationen aktiv nutzen,
- das Wort – die Sprache

sind nicht immer klar voneinander zu trennen oder besser gesagt unabhängig voneinander, denn sie gehören unweigerlich zusammen und zwar auf die jeweils individuelle Art und Weise des Anwenders.

Der dritte Hauptstrang, das Wort – die Sprache, wird in drei Bereiche unterteilt, die Sie dann für sich zusammenfügen:

- Wahrnehmung und Sprache
- Sprachbilder
- Die Haltung in der Begegnung.

7.1 Wahrnehmung und Sprache

In den 3 Schritten der Einführung mit dem Beispiel: „Ich bin nicht verheiratet!", lautet die Empfehlung: Sprechen Sie auf der Wahrnehmungsebene. Hier nun, Worte und Sätze, die wir im alltäglichen Sprachgebrauch ganz selbstverständlich nutzen.

Keines dieser Worte oder Redewendungen wird Ihnen fremd sein, denn sie zu verwenden, gehört in die Natur des Menschen. Von daher geht es nun darum, sie nicht als „Zufallsprodukt" oder intuitiv anzuwenden, sondern ganz bewusst, im Umgang mit Menschen mit Demenz aktiv zu nutzen.

Selbstverständlich kann man solche Worte und Sätze auch auswendig lernen, doch Vorsicht, wenn Sie diese als Worthülse nutzen, ist der Effekt ein anderer, als wenn dieses Wort tatsächlich aus Ihrem Erleben stammt. Also wählen Sie Worte und Sätze, die Ihnen entsprechen. Worte, bei denen Sie sich selbst wieder finden. Erweitern Sie sozusagen ganz bewusst Ihren Wortschatz der Wahrnehmungsebene.

Die Wahrnehmungsebene der Sprache VAKOG

Visuelle Worte		Visuelle Redewendungen
Verschwommen,		schwarzsehen.
hell,		Licht ins Dunkel bringen.
leuchten, blau,		Sich ein Bild machen.
Perspektive, klar,		Der Schein trügt.
sehen, schauen,		Schöne Aussichten.
bildhübsch, kurzsichtig,		Ein leuchtendes Vorbild.
glänzen, illustrieren.		Glänzende Zukunft

Auditive Worte		Auditive Redewendungen
laut, klingen,		Das hört sich gut an.
tönen, überhören,		Mit halben Ohr zuhören.
nachfragen,		Stimmt Wort für Wort.
gellend,		Findet bei mir keine Resonanz.
leise, stimmig,		Ich berufe mich auf.
verstärken, eingestimmt,		Das klingt vernünftig.
unerhört, diskutieren.		Das ist eine taube Nuss.

Kinästhetische Worte	Wahrnehmung der Körperbewegung	Kinästhetische Redewendungen
Haarscharf,		In den Griff bekommen.
fühlen,		Jemandem unter die Arme greifen.
begreifen, einfangen,		Haare auf den Zähnen haben.
durchschlüpfen,		Eine leichte Hand haben.
festhalten,		Ein Stein fällt mir vom Herzen.
passen, voll,		Alles auf den Kopf stellen.
rund, leer,		Das fühlt sich so an …
beibehalten, Schwere,		
glatt, rau.		

Olfaktorisch / Gustatorische Worte		Olfaktorisch / Gustatorische Redewendungen
Bitter, scharf,		Eine Nase dafür haben.
Geschmack,		Auf den Geschmack kommen.
Geruch, lecker,		Da kannst du Gift drauf nehmen.
genießen, gierig,		Sauer aufstoßen.
köstlich,		Das schmeckt mir nicht.
salzig, stinkig,		Den richtigen Riecher haben.
würzig.		Etwas schlucken müssen.

Viele Worte beschreiben schon ganz von selbst ein Erleben und bieten so eine Vorlage:

a. zur Selbstwahrnehmung (wie ist das für mich?)

b. für eine Beschreibung (freie Faktenlage).

Wie fühlen Sie sich?

Nach was schmeckt die Liebe?

Ganz schön turbulent ihre Gefühle!

All diese Sätze stellen einen großen Freiraum zur Verfügung, um zu beschreiben, was im Moment erlebt wird oder erlebt wurde. Denn jeder erlebt auf seine ganz individuelle Art und Weise. Diese Worte also unterstützen uns, unser Augenmerk, unsere Wahrnehmung auf den Moment auszurichten.

Fragen Sie sich in der Begegnung: Was nehme ich wahr?

Was sind meine „Bilder" zum Wort: Wort?

Wie bzw. mit was ist es für mich vergleichbar?

Der Assoziative Dialog beginnt im Anwender

Der Mensch mit Demenz braucht Resonanz. Über die Sachebene, die Definition von „Ich bin, weil ich dies und jenes kann", ist dies verlässlich nicht mehr möglich. In einem Vortrag meldete sich eine Teilnehmerin und sagte: „Menschen mit Demenz verlieren ihre Identität – das ist einfach so." Im Duden steht folgende Beschreibung: Identität ist, dass jemand oder etwas mit sich selbst eins ist.

Ich kann im Rückblick mit meinen Entscheidungen eins sein oder nicht. Ich kann im Moment, genau jetzt eins sein mit mir, durch die Resonanz, die ich durch jemanden oder etwas bekomme. Identität fühlen können wir nur im Moment. Worauf wir sie begründen, kann unterschiedlich gelagert sein. Ich bin zufrieden, eins mit mir, weil ich gerade satt bin; Ich bin eins mit mir, weil ich durch dich etwas wahrgenommen habe …

Wenn wir das Wort Identität ausschließlich festmachen, an dem was war, … das kann ein Mensch mit Demenz nicht mehr verlässlich leisten. Aber er kann sich eins fühlen, im Moment der Begegnung, wie der Mann, der sagte: „Hier ist es wie in einem Gefängnis". Da war er eins mit seinem Gefühl, seiner Wahrnehmung, seinen Worten und Bildern.

Der Effekt des Sprechens auf der Wahrnehmungsebene

Wenn ich in Vorträgen die Frage (gerichtet an eine Person aus dem Publikum): Wie fühlen Sie sich so, wie Sie jetzt gerade hier sitzen? stelle, dann lacht manch einer kurz auf und ich vermute, er ist froh, selbst nicht angesprochen worden zu sein. Denn so eine Frage erzeugt, je nach Kontext, eine unangemessene Nähe mit einer Person, die ich nicht kenne! Ganz oft wird diese Frage als zu nah und dadurch als unangemessen erlebt. Ich höre in Seminaren häufig: „Mir macht das nichts aus!"

Es gibt keine allgemeingültige Aussage, es werden Facetten beschrieben, wie Menschen reagieren können. Wenn Sie nun zu den Personen gehören, denen dies nicht zu nah ginge, haben Sie sicher in anderen Konstellationen das Gefühl, es kommt Ihnen jemand zu nah. Angemessener erscheint einigen Teilnehmern die Frage: „Wo kommen Sie her?" Stelle ich diese, ist das in unserer Form der Kommunikation in diesem Kontext eine akzeptierte und mit der nötigen Distanz gestellte Frage. Die erste Frage zielt auf die Wahrnehmung des anderen ab und erzeugt schneller das Gefühl von Nähe als die auf den Wohnort bezogene Frage.

Dieser Effekt, dass durch das Sprechen auf der Wahrnehmungsebene ad hoc Nähe erzeugt werden kann, verunsichert den einen oder anderen Anwender:

„Der denkt ja …"

„Das kann doch auch unhöflich/aufdringlich sein!"

„Das ist mir unangenehm."

Wenn sich in Ihnen eine solche „Stimme" meldet, übergehen Sie sie nicht. Sie können etwas in Erfahrung bringen über sich selbst.

Fragen Sie sich:

- Ist mir diese Nähe unangenehm? Wenn ja warum?
- Wie könnte ich noch auf der Wahrnehmungsebene formulieren, damit auch ich mich wohlfühle?
- Ist mir so zu sprechen bei allen unangenehm oder nur bei bestimmten Menschen?

Nehmen Sie sich ernst, prüfen Sie sich und entdecken Sie Ihren Stolperstein.

Es gibt unterschiedliche Möglichkeiten damit umzugehen:

VARIANTE 1: Wenn ich mich unsicher fühle, dass ich womöglich die Grenze des anderen überschreite, dann greifen ich dies auf, und spreche es aus:

„Fau X, ich würde Ihnen gerne eine Frage stellen, Sie müssen ja nicht antworten."

„Frau X, ich wüsste gerne, wie Sie sich gerade fühlen, kann mir aber vorstellen, dass Ihnen diese Frage zu nahegeht."

„Frau X, ich sehe, Sie schauen aus dem Fenster, da kommt mir etwas in den Sinn, darf ich es sagen?"

VARIANTE 2: Wenn ich prinzipiell keine Nähe zu demjenigen haben möchte, dann würde ich nicht auf der Wahrnehmungsebene starten, denn Sie müssen vorneweg gehen, den Weg ebnen, Sie haben sicherlich Ihre Standards, um dann zu reagieren. Vielleicht könnten Sie eher mit Clusterdenken beginnen und die Wahrnehmungsebene im zweiten Schritt dazugeben.

VARIANTE 3: Das sind Fragen auf der Wahrnehmungsebene, mit denen Sie etwas von sich preisgeben. Frau X., ich habe da eine Idee, darf ich das Experiment mit Ihnen durchführen?

Übung

Sprechen Sie mit Menschen, die Sie kennen und mit denen Sie üben möchten. Bitten Sie diese um eine Rückmeldung. Wie hat es gewirkt, die Wahrnehmungsebene einzubringen?

Prinzipiell gilt:

1. Sie dürfen sich unsicher fühlen, das gehört dazu.
2. Beobachten Sie die Ihnen gegenüberstehende Person, wie reagiert sie und wie interpretieren Sie das? In dem Moment, indem Sie Ihr Erleben und Ihre Bewertung kundtun, haben Sie die Tür schon geöffnet, z.B. „Ich sehe, Sie wenden sich ab, ich glaube diese Frage kommt Ihnen zu nah." Oder „Sie lächeln, ich war mir nicht sicher, ob ich Ihnen zu nahetrete, wenn ich Sie so anspreche."

Ihre Authentizität und Offenheit kann als Türöffner dienlich sein. Sie dürfen authentisch sein, auch im Nicht-Wissen! Gerade im Umgang mit Menschen mit Demenz, diese fühlbegreifen mehr, als sie rational erklären. Auf dieser Gefühlsebene ist der demenziell Erkrankte zuhause, deshalb ist das eigene Üben im Aussprechen von Wahrnehmungen im Umgang mit demenziell veränderten Menschen wesentlich einfacher zu lernen und zuzulassen.

Frage ich Menschen mit Demenz, „Wie fühlen Sie sich?", reagieren diese ad hoc auf ihr Erleben, manchmal auch erstaunt. Die Reaktion ist wahrhaftig – auch wenn kommt: „Das geht Sie nichts an!" – so wissen wir, woran wir sind.

Wenn wir uns an das Kommunikationsmodell erinnern und an die Fähigkeiten des sich verändernden Menschen, dann ist es offensichtlich, dass das Sprechen auf der Wahrnehmungsebene für Menschen mit Demenz eine Möglichkeit darstellt, sich ausdrücken. Und ebenso ist es für uns eine Möglichkeit, ein Angebot für einen Dialog, ein Gespräch, einen kurzen Plausch, anzubieten. Dass das Angebot auch abgelehnt werden kann, ist doch wunderbar.

Ob Menschen mit oder ohne Demenz, jeder ist anders, der eine hat sein Leben lang kaum was gesprochen, womöglich behält er dies bei. Wir alle sind unterschiedlich und Sie, die den Assoziativen Dialog experimentell ausprobieren wollen, orientieren sich an sich selbst und Ihren Grenzen und den Grenzen des anderen. Sie werden erleben, dass Ihre Grenzen sich verändern, dass die Flexibilität Ihnen im Alltag gute Dienste erweisen kann.

Wenn Sie jemanden haben, der nicht sprechen will, dann akzeptieren Sie dies. Und machen dennoch ab und an ein weiteres neues Angebot.

In den Wortbiografie-Gruppen saßen auch Teilnehmer, die kaum was gesagt haben. Teilnehmer, die auch auf assoziative Fragen nicht oder nur sehr wenig reagiert haben. Was tun? Es akzeptieren? Weiter anbieten? Dazu fällt mir eine knapp 75-jährige Teilnehmerin ein, die immer *ja* sagte, egal was verbal angeboten wurde. Ab und an kam ein kurzer „Austausch" zustande – meist mit ganz einfachen Begriffen. Dennoch nahm sie an den Wortbiografischen Sitzungen teil. Auch in den Wortbiografischen Gruppen waren nie mehr als 5 Teilnehmer und es trafen sich immer dieselben pro Gruppe. Ihr Krankheitsstadium war gänzlich unterschiedlich und spielte als Teilnahmekriterium keine Rolle. Dadurch konnte es sein, dass sich der eine Teilnehmer über das Verhalten des anderen „wunderte" bzw. echauffierte oder wortstark beschwerte, andere wiederum keine Notiz nahmen.

Beispiel

Folgende Situation: Wir hatten ein Wort, ein Alltagswort, kein Wort, was eher Tiefgang ermöglicht, wie z.B. Gedanken, es war ein Wort, über das wir sprachen, ähnlich wie z.B. das Wort Leiter. Eine der Teilnehmerinnen sagte in regelmäßigen, kurzen Abständen: „So ein Scheiß!", und lachte dabei laut, fast schrill! Und, das macht auch etwas mit mir – es irritierte mich, nicht das Wort Scheiß, mehr noch das schrille Lachen, welches ich für mich als abwertend bewertete. Und ja, es machte etwas mit den Teilnehmern.

Egal was ich ihr anbot, um Scheiß zu konkretisieren, sie lachte auf, winkte ab. Eine der Teilnehmerinnen, sagte: „So was sagt man nicht!", eine andere wurde laut und sagte: „Das stimmt nicht!"

Bis mir die Idee kam, das Wort, von dem aus die Reise losging (leider weiß ich es heute nicht mehr), nochmals in den Raum zu stellen. Und zu fragen, ob dies ein Scheiß-Wort sei. Da schwieg sie, schaute zu Boden und nickte. Im Verlauf kam zum Vorschein, dass sie mit diesem Wort einfach nichts anfangen konnte, dieses Wort fand keinen „Luftballon" und keine Leitersprosse.

Menschen haben unterschiedliche Strategien mit ihrem Nicht-Können, Nicht-Wissen umzugehen. Die einen schweigen, die anderen lachen, der nächste wird wütend, gänzlich unterschiedlich. Es war ein Prozess von bestimmt 15 Minuten, bis wir an diesem Punkt angelangten.

„Bewege dich mit mir, damit ich mit dir gehen kann!"

Jedes Handeln hat eine individuelle Motivation. Es ist so wichtig, dies zu akzeptieren. Wir spielen eine Rolle, wir haben auch Gefühle und müssen damit in Sekundenschnelle umgehen können. Und da wir Menschen sind, ist es mal einfacher, mal schwieriger, je nach dem, was in uns selbst gerade vor sich geht. Es gehört dazu, die

Reaktionen des anderen nicht außen vor zu lassen. Und die Reaktionen so zu betrachten, dass wir nicht in unserem „Film" denken.

In unserem Film denken, könnte auf den oberen Fall bezogen, Folgendes bedeuten:

- Wäre ich zu diesem Zeitpunkt meiner Wortbiografischen Arbeit unsicherer gewesen, sprich, hätte ich nicht schon viele positive Erlebnisse gehabt, womöglich hätte dieses Verhalten Zweifel an dem, was ich tue, mit sich gebracht.
- Wäre ich zu diesem Zeitpunkt mit Zweifel an mir und meiner Person auf dem hinteren Förderband meines Selbst beschäftigt gewesen, ich hätte womöglich an mir als Person gezweifelt.
- Hätte eine Auseinandersetzung mit der problematischen Hausleitung zuvor stattgefunden, womöglich hätte ich diese Teilnehmerin gebeten rauszugehen, denn sie sprengt heute den Rahmen.

Tipp

Wenn etwas geschieht und wir aus unserem Film reagieren, helfen Fragen wie: Was verstehe ich gerade nicht? Was könnte es noch bedeuten, dieses Lachen? Auslachen, Anlachen, verlegenes Lachen, ablenkendes Lachen …

Eine Betreuungskraft wollte Beobachtung trennen von Bewertung und dadurch Kontakt mit einem Bewohner aufnehmen. Dieser ist wohl aufgestanden und weggegangen, sie ist ihm auf den Fuß gefolgt, obwohl er von ihr weglief. Sie kam ins Seminar zurück mit der Aussage: „Ich habe alles nach Ihrer Anleitung gemacht, leider funktioniert die Methode nicht!"

Bei allem Experimentieren, verlieren Sie bitte nie den anderen aus den Augen und reagieren Sie auf ihn. Wir, die mit Menschen, die aus dem gesellschaftlichen Regelwerk herausfallen, arbeiten und Zeit verbringen, müssen sehr umsichtig und klar sprechen und handeln. Es hilft sehr, wenn wir das, was wir wahrnehmen, in nicht bewertende Sprache „packen"! Wahrnehmung und Bewertung ist ein großes Thema, viel größer als wir es vermuten. Dazu kommt, dass wir Vieles nicht aussprechen, da wir glauben, der andere weiß ja wieso, weshalb, warum. Warum soll ich sagen: „Sie schauen aus dem Fenster!", das weiß er doch selbst. Auch wenn es sich komisch anfühlt, das auszusprechen, was wahrgenommen wird, kann ich Ihnen versichern, das ist nur am Anfang so. Denn das Aussprechen dessen ist nicht nur für das Gegenüber erhellend, auch für einen selbst. Allerdings sollten Sie dann auch mitteilen, was sie dabei empfinden oder denken, also Ihre Interpretation dessen, was Sie sehen, dann fühlt es sich plötzlich nicht mehr komisch an. Probieren Sie es aus. Gehen Sie in ein Bewohnerzimmer und nutzen Sie die bewertungsfreie Sprache als Angebot und schaffen Sie Nähe durch Worte, die Raum lassen für die Interpretation aller Beteiligten.

In meiner Ausbildung zur Krankenschwester hatte ich einen Einsatz in einem Bereich, indem Koma Patienten lebten und man sagte mir, dass es ganz wichtig sei, dass ich immer sage, was ich mache, dass ich etwas erzähle, sprich mitteile, was ich wie wahrnehme. Damals war ich 19 Jahre alt und ich erinnere mich noch genau an die junge Frau, die im Koma lag, kaum älter als ich, und wie komisch ich mich gefühlt hatte, mit jemandem zu sprechen, der keine Regung zeigt, der nie antwortet. Beim Waschen die Schritte ankündigen, das war noch nachvollziehbar, aber zu Sprechen und mir selbst Antworten zu geben, war ungewöhnlich. Es fiel mehr schwer, Themen zu finden, um dann doch immer wieder zu schauen, ob da nicht doch ein Verstehen bei der Frau stattfindet. Ab und an dachte ich: „Wenn mich da draußen jemand hört!“

Demenziell veränderte Menschen reagieren. Sie zeigen, was bei ihnen ankommt. Führen Sie durch das Gespräch und lassen Sie sich gleitzeitig vom anderen leiten.

7.2 Sprachbilder

Sprachbilder unterstützen das Darstellen von Gefühlen, das Beschreiben von Erfahrungen im Sinne von Metaphern und oder Redewendungen auf ganz individuelle Weise. Sprachbilder bzw. Texte verfassen, verdichtete Texte, die einem „Gedicht“ ähneln, ohne sich reimen zu müssen.

Sprachbilder ermöglichen Unterstützung, um Worte zu fischen, denn sie entstehen durch Fragen auf der Wahrnehmungsebene und fördern nebenbei das Selbstwertgefühl derer, die vergessen.

Beispiel

Herr D.: „Ich kann schwimmen, ich weiß noch genau, wie ich es lernte. Am Neckar in einer Bucht mit Kies. Jedesmal, wenn ich ins Wasser bin, habe ich einen Schwimmzug mehr gemacht, solange, bis ich das Ufer hinter der Brücke, der Eisenbahnbrücke gesehen habe.“

Schwimmen

ist leicht
ist schwerelos
ein Stück Eroberung
da ich
immer weiter
immer weiter
raus schwamm.

Irgendwann
sah ich dann
das fremde
Ufer.

„Ich würde mir heute noch zutrauen ins Schwimmbad zu gehen. Aber meine Umwelt nicht. Mit so einer Schwimmhilfe würde ich mir es aber zutrauen. Wenn ich heute ans Schwimmen denke, dann ist es schon ein tolles Gefühl, wenn man unter der Brücke durchkommt."

Als ich sagte, ich wolle mit Menschen mit Demenz Gesprächsgruppen durchführen, sagte die Sozialdienstleitung der Einrichtung: „Dann brauchen Sie mindestens 15 Teilnehmer, denn sie können einem Gespräch nicht folgen. Mit Sprache im Sinne von Gespräch arbeiten wir nicht wirklich mit Menschen mit Demenz, wir machen Fragespiele, fragen Dinge ab, wie: Was passt zu Blume? Topf! Ja Blumentopf.

Ich dachte, wenn ich in dieser Runde sitzen würde, ich würde aus lauter Angst, etwas Falsches zu sagen, einfach nichts sagen. Heute weiß ich, dass diese Fragen für gewisse Menschen auch passen und Spaß machen – dennoch, es hat etwas von Abfragen und mit Können müssen zu tun, und dies mit Menschen, die gerade diesbezüglich in ihrer Krankengeschichte viele negative Erfahrungen gesammelt haben. Und beobachten Sie mal, wie viele Gruppenteilnehmer tatsächlich aktiv werden durch Fragespiele?

Eine Leitung sagte: „Gespräch? Das geht nur, wenn der Demenzkranke etwas vor sich hat, was er anfassen kann." Am Anfang habe ich den Widerstand bzw. das Kopfschütteln gar nicht verstanden und ich wurde auch nicht verstanden. „Ja, Sie haben halt immer besondere Demenzkranke!" Wie sollte ich alles erklären? Heute im Rückblick weiß ich, dass mein Weg zum Thema Demenz gespeist wurde durch Methoden des Kreativen Schreibens. Hier in unseren Breitengraden ist das Kreative Schreiben nicht so bekannt. In anderen Ländern jedoch gehört dieser Ansatz für Kreativität und Ausdruck zur Basis vieler Studiengänge und Ausbildungen.

3. November 2011 (W.)

Das Vergessen macht mir zu schaffen.
Ich werd närrisch dadurch.
Man merkt, dass man vergesslich ist.
Ich merke genau, wenn ich mich nicht mehr erinnere.
Wenn das närrisch vorbei ist, bin ich wieder freudiger.

Dass es ‚nimmi goht', das Gefühl hab ich auch schon gehabt.
Dann bin ich traurig.
Mir hilft dann, dass ich ‚ebbis Guet's' zum schaffe hab.
Dann bin ich zufrieden.

Ich bin dann still und schwatz nicht viel.
Andere Leute gehen mir viel mols uf d' Wecker.
No bin ich still und sag überhaupt nichts mehr.
Das Regiment hab ich in der Hand.

Freiraum zu schaffen beim Erzählen und Worte finden, die diesen Moment unterstützen, das würde mir, wenn ich denn diesen Weg im Alter gehen müsste, Freude machen. Mein Wissen darf auftauchen, muss es aber nicht.

Die assoziativen Fragen helfen diesen Freiraum zu ermöglichen. Da die Wurzel aus dem Kreativen Schreiben stammt, gab es für mich gar nichts anderes, als Übungen von dort in die Arbeit mit demenziell veränderten Menschen zu transferieren. Und der Erfolg, die Begegnungen, die vielen Magic-Moments bildeten den Motor für die Weiterentwicklung.

Beispiel

Die dazugehörenden Fragen:

Wie geht es Ihnen mit dem Thema Vergessen?

Das Vergessen macht mir zu schaffen.

Wie fühlt sich das in Ihnen drinnen an?

Ich wir närrisch dadurch.

Närrisch?

Man merkt, dass man vergesslich ist.

Ich merke genau, wenn ich mich nicht mehr erinnere.

Immer?

Wenn das närrisch vorbei ist, bin ich wieder freudiger.

Das ist dann ein freudiges Gefühl?

Nickt,

Dass es ‚nimmi goht', das Gefühl hab ich auch schon gehabt.

Wie fühlt sich das an?

Dann bin ich traurig.

Was tun Sie, wenn Sie traurig sind?

Mir hilft dann, dass ich ‚ebbis Guet's' zum schaffe hab.

mhm!

Dann bin ich zufrieden.

Hier drin – zeige aufs Herz.

Ich bin dann still und schwatz nicht viel.

Andere Leute gehen mir viel mols uf d' Wecker.

No bin ich still und sag überhaupt nichts mehr.

Das Regiment hab ich in der Hand.

Das ist gut!

Lacht und nickt

Diese Frau lebte schon einige Jahre in einer Einrichtung, sie litt unter fortgeschrittener Alzheimer Demenz und einer Echolalie. Dennoch konnte es solche Sequenzen geben. Wenn sie in der Echolalie steckte, dann nutzte ich dies und bat sie, immer gut aufzupassen, was die anderen sagten, sie solle es also nochmal wiederholen (damit ich mitschreiben konnte). So war sie und ihre Eigenheit in der Gruppe integriert. Meistens ging es gut, manchmal nicht, dann regten sich die anderen Teilnehmer auf, dass sie alles nachsprach und ich steckte ihr ein Bonbon zu und sie war damit beschäftigt, ihn zu lutschen.

Sprachbilder bzw. die Fragen nach der Wahrnehmung und dem Vergleich helfen, weit gefächerte Beschreibungen mit der rechten Seite des Gehirns zu fabulieren.

In meiner Poesiepädagogischen Weiterbildung lernte ich verschiedenste Möglichkeiten kennen, die die eigene Kreativität und das Fabulieren erweiterten. „Die

Forschung hat gezeigt, dass die Kreativität umso größer ist, je mehr Schreibtechniken beherrscht werden. *(Lutz von Werder S. 14)*

Zwei Anleitungen dienten in der Kommunikation mit demenziell veränderten Menschen als Ausgangslage für mich. Sie eignen sich ausgezeichnet für Selbstexperimente und die Erkundung dazu, wie gelingt es mir, mich einzulassen auf Bildersprache.

Probieren Sie die Anleitung gerne aus: *(Lutz von Werder, Lehrbuch des kreativen Schreibens S.255)*

Gedicht mit Tiefsinn

Gefühle schildern: Jedes Gefühl, auch eines, dass wir normalerweise lieber für uns behalten, wie z.B. Neid oder Wut oder eines, für das uns ganz einfach die Worte zu fehlen scheinen, wird sinnlich erfassbar und damit kommentierbar, wenn wir es auf folgende Weise beschreiben.

Anleitung

Nehmen Sie sich bitte, bevor Sie weiterlesen, ein Blatt und einen Stift zur Hand. Ich werde Ihnen jetzt Fragen zu dem Gefühl Wut stellen, bzw. ich mache Ihnen Angebote, dieses Gefühl zu beschreiben.

Sie können kurze Wortantworten geben oder mit einem ganzen Satz antworten, wie es für Sie jetzt gerade am einfachsten erscheint)

1. Zeile Welche Farbe hat für Sie die Wut?

2. Zeile Was für einen Geschmack verbinden Sie mit dem Gefühl der Wut?

3. Zeile Nach was riecht die Wut für Sie?

4. Zeile Wie sieht die Wut für Sie aus? Welche Form hat diese?

5. Zeile Nach was klingt sie, Ihre Wut?

6. Zeile Welcher Erlebnisqualität kommt dies gleich?

Hier in Kürze, worauf sich die Fragen beziehen:

Farbe

Geschmack

Geruch

Aussehen, Form

Ton, Klang

Erlebnisqualität

Und jetzt lesen Sie Ihren Text laut sich selbst vor. Setzen Sie sich aufrecht hin. Es ist ihr Erleben eines Gefühls, über das man nicht so häufig spricht.

Womöglich haben Sie mit einzelnen Worten geantwortet in einer Form, wie :

Rot
Feuerscharf
loderndes Feuer
Aladin aus der Wunderlampe
Sirenen der Feuerwehr
Atemloses Rennen

Sie haben Ihre erste Hürde genommen, Sie haben sich trotz möglicher innerer kritischer Stimmen dennoch eingelassen, ohne dass sie wussten, was dabei herauskommt. Genauso ist es im Umgang mit Menschen mit Demenz. Wir wissen nicht, wo wir ankommen – und übrigens im Umgang miteinander glauben wir nur, wir wissen, wo wir ankommen. Die vielen Überraschungen der Wendungen lehren uns anderes. Womöglich haben Sie schon Sätze geformt.

Wut

Wut ist ein Farbenblitzen
Wut kitzelt in der Nase
Wut sieht aus wie die überfließende Lava
Wut hört sich an wie Donnergrollen
Wut steckt voller Leben und
bedeutet manchmal den Tod.

(Lutz v. Werder S.255)

Probieren Sie mit anderen Worten, Gefühlen aus, was Ihnen gerade so in den Sinn kommt. Sie dürfen schreiben, was und wie sie wollen, niemand wird sie kritisieren oder loben. Wenn Sie sich sicherfühlen, machen Sie ein Experiment mit Freunden, Familie, Partner oder Ihrem Team: „Kommt, ich möchte gerne ein Experiment mit euch machen, lasst uns mal auf ganz andere Art und Weise etwas beschreiben. Sie werden staunen, was für unterschiedliche Bilder trotz desselben Wortes auftauchen. Es entsteht eine Begegnung bzw. eine Wahrnehmung vom anderen, die neu ist.

Ich habe in der Altenpflegeschule ein Jahr Aktivierung unterrichtet und zum Einstieg des Kurses bat ich die Teilnehmer, auf diese Art und Weise sich oder das Ziel der Ausbildung zu beschreiben. Erst gab es erstaunte Gesichter und viele Fragen. Zum Kursende bekommen die Dozenten meinst von der Schülern kleine Präsente: Was bekam ich? Eine ganze Mappe voller buntem Papier mit Texten zu mir. Das war wirklich herrlich und sehr berührend. Denn auch kritische Aspekte kann man in Bilder gießen und dann sind sie so viel leichter zu nehmen.

Tipp

Erleben Sie Ihre eigenen Ergebnisse, das Beschreiben von Gegenständen oder Menschen, von Tieren. Lesen Sie diese einer vertrauten Person vor. Beobachten Sie, wie sie reagiert. Sie werden erleben, dass Sie immer Worte haben, die Ihnen zur Verfügung stehen. Üben Sie, dann gelingt es Ihnen spielend.

Hier die Aussagen einer Teilnehmerin mit einer demenziellen Veränderung durch Alkohol Abusus zum Thema WUT

Wut kenne ich, da könnte ich alles zusammenschlagen.

Wut nimmt einem die Luft.

Wut ist unerträglich, weil man sie nicht ändern kann.

Wut ist eine große Form

Wut ist niederschmetternd.

Wut reißt auseinander.

Die Fragen beziehen sich auf die Wahrnehmungsebene des Menschen: sehen, hören, riechen, schmecken, fühlen. Dies sind Türöffner und Wegbereiter für einen Dialog, der nicht darauf aus ist, Fakten real zu benennen, sondern der möchte, dass beide Beteiligten im Moment der Begegnung wahrnehmen und dies aussprechen. Denn dort sind Menschen mit Demenz viel mehr zu Hause als in unserer Art des Sprechens.

Im Folgenden ein Gespräch aus einer Wortbiografie-Gruppe mit Frau B. und Herrn D. Der Sachebene-Gehalt wird variabel benutzt. Würde es bewertet werden, im Sinne von eingreifend korrigieren, wäre der Fluss durchbrochen worden.

Gedanken (Ankerwort der Stunde)

Beispiel

Zu dem Wort Gedanken muss ich mir Gedanken machen.
Gedanken lassen mich bedächtig sein.
Ich bin sehr fragwürdig geworden.
Ich komme auf vieles nicht mehr.
Die Gedanken beim Nachdenken, da denke ich oft: „Mein Gott, wie ging das damals."
Schön ist es schon im Leben.

Ich hatte neulich eine Phase im Leben, das war nicht gut.
Ich war durcheinandergeraten.

Dann werde ich beides, traurig und wütend.
Mit durchtauchen find ich mich wieder.
Er (Herr D,) ist dann gekommen, das hat mich herausgeholt.

Ich kann schon sehr unglücklich sein, wenn mich nichts mehr trägt.
Ich kann meine Gefühle leben, eher als dass ich sie verbiege.

Der Tag gestern war, glaube ich, schwierig für die anderen.
Es muss so gewesen sein, denn ich spüre es an den anderen und wie sie sind.
Die kann manchmal böse sein.

Gestern war es nicht gut.
Es war nicht nur bei ihr, ich hatte einfach das Gefühl, jetzt legen sie alle los;
jetzt sind sie streng mit mir.
Herr D: Streng mit dir?
Ja.
Herr D: War ich da auch dabei?
Nein.
Herr D.: Habe ich aber Glück gehabt.
Wärst du dabei gewesen, wäre ich nicht so allein gewesen.
Aber das geht nicht, dass ich meinen Freund vorschiebe!

Sie sehen, Konkretes ist nicht abrufbar, die Gefühle suchen Erklärungen und finden diese die Worte, dann fühlt der Mensch sich. Dann entsteht das Gefühl: Ich bin!

(Die Fragen, die zwischen den Absätzen gestellt wurde, hatte ich leider nicht mitnotiert, aber anhand der Antworten kann man sich etwa vorstellen, was gefragt wurde.)

Ich erinnere mich noch gut an diese Stunde. Frau B. war eine sehr kleine Frau, sehr dünn und zart. Als sie sich vom Stuhl erhoben hatte und wir zum Gemeinschaftsraum gingen, war ihr Gang aufrechter und ich würde sagen, fast etwas erhaben. Es war schön, so hatte ich sie noch nie gehen sehen. Dann kam ein Pfleger vorbei. „Na, ham wir ein bissle g`schwätzt miteinander!" Zu gerne hätte ich Frau B.s körperliche Reaktion gefilmt, so als würde ihr die Luft entweichen. Sie sank zurück. Das leichtfüßige Erhabene schrumpfte in Sekundenschnelle davon. Geschmerzt hat mich diese Situation, weil wir so oft nicht bemerken, was wir tun. Das war kein unfreundlicher Pfleger. Aber unsere internen Bewertungen sorgen dafür, dass wir sehen und denken, was wir uns vorstellen, was eben in unser System passt – dass das Bild der eigenen Welt sich auch wirklich verwirklicht.

Merke

Wir brauchen eine wertschätzende Achtung vor dem Sein des anderen und die Schärfung der eigenen Wahrnehmung.

Zwei Wölfe

Ein alter Indianer saß mit seinem Enkelsohn am Lagerfeuer. Es war schon dunkel geworden und das Feuer knackte, während die Flammen züngelten. Der Alte sagte nach einer Weile des Schweigens: „Weißt du, wie ich mich manchmal fühle? Es ist, als ob da zwei Wölfe in meinem Herzen miteinander kämpfen würden. Einer der beiden ist rachsüchtig, aggressiv und grausam. Der andere hingegen ist liebevoll und mitfühlend." „Welcher der beiden wird den Kampf in deinem Herzen gewinnen?", fragte der Junge. „Der Wolf, den ich füttere." *Indianische Geschichte, Verfasser mir unbekannt*

Selbst einfaches Abfragen kann zu emotionalen Krisen oder zu Rückzug führen. Wir sollten uns angewöhnen, vielfältige Antwortspielräume zu ermöglichen.

Damit Sie mehr Spielraum erhalten, folgt die zweite Anleitung aus dem schon erwähnten Buch von Lutz von Werder.

Übung

Gedicht mit 8 Zeilen:

Einen alltäglichen Gegenstand, eine Gewohnheit oder auch einen Menschen, dem wir bislang nicht allzu viel Beachtung schenkten, in einem Acht-Zeiler beschreiben und dabei eine neue, farbigere Sichtweise vermitteln. Wenn Sie mögen, können Sie hier wie zuvor in ähnlicher Weise Ihre Sätze schreiben. Wählen Sie einen Gegenstand, eine Person, was immer sie gerne einmal anders beschreiben würden:

Sie können kurze Wortantworten geben oder mit einem ganzen Satz antworten, wie es für Sie jetzt gerade am einfachsten erscheint.

1. Titel = Name der Person oder des Gegenstandes

2. Zeile Welche Farbe hat für Sie die / ihr ...?

3. Zeile Wenn Sie den Gegenstand, die Person als eine Jahreszeit beschreiben, welcher Jahreszeit würde es/ er entsprechen?

4. Zeile Wenn Sie den Gegensand / Person als einen Ort beschreiben würden, welcher Ort entspricht für Sie ...?

5. Zeile Nun beschreiben Sie den Gegenstand/die Person als eine Wetterlage.

6. Zeile Wenn Sie sich die Bedeutung des Gegenstandes oder die Person als ein Kleidungsstück beschreiben ... was wäre das für ein Kleidungsstück?

7. Zeile Und nun, eine Radio- oder Fernsehsendung, die für die Person passt oder den Gegenstand beschreibt ...

8. Zeile Ein Lebensmittel, mit was für einem Lebensmittel ist ...

Beispiel

Beispiel:

Die Mauer

Die Mauer ist grau.
Die Mauer, das ist ein Tag im Spätherbst, am Ende der Welt, verregnet, neblig und trüb
ein klamm gewordener Schal.
Die Mauer erinnert an den wackeligen Ohrensessel auf dem Speicher.
An die ausgelutschte Fernsehsendung im Vorabendprogramm
und an einen eingetrockneten Kaugummi vor dem Wegwerfen.
(Lutz von Werder, S. 253)

Diese Übung dient dazu, Sie vertraut zu machen mit dieser Form des Beschreibens. Sie unterstützt Sie, Ihre Wahrnehmung ganz auf den Moment auszurichten und die gerade zur Verfügung stehenden Assoziationen aufzugreifen. Nicht denken, einfach nehmen, der erste Impuls ist es!

Manchen fällt es am Anfang schwer, anderen ganz leicht. So sind wir Menschen wunderbar verschieden. Denjenigen, denen es schwerfällt, erzähle ich, dass da ein Korrektor und Kritiker kommentiert. Bitten Sie diesen, still zu sein und erobern Sie sich Ihre Kreativität. Gerne erst heimlich im Kämmerlein oder gleich mit Freunden. Falls Sie für sich alleine ausprobieren, zeigen Sie den Text im zweiten Schritt einer vertrauten Person. Warum? Oft bewerten wir das, was wir tun, als negativ. Und einen Text zu schreiben und vorzulesen, zeigt die Reaktion des Zuhörers, und die ist immer berührend.

Herrn D.s Text zum Herbst:

Der Herbst

Gelb
fallende Blätter im Wald
leiser Wind
ich selbst bin leise
es riecht nach Pilzen
Nebelschwaden in sichtbarer Entfernung
Blattgeräusche
hin und wieder ein Tier.
Ich ruhe in mir.
Herr D.

Beispiel

Wie wurde gefragt:

Ich würde gerne mit Ihnen den Herbst beschreiben, machen Sie mit?

Er nickt.

Der Herbst

Welche Farbe hat für Sie der Herbst?

Gelb

Nennen Sie mir einen Ort, der für Sie den Herbst symbolisiert.

Schaut mich an, so was wie bunte Blätter, farbige Blätter… fallende Blätter im Wald

Welche Geräusche verbinden Sie mit dem Herbst?
Leiser Wind.

Welche Geräusche machen Sie?
Ich selbst bin leise

Nach was riecht es dort?
Es riecht nach Pilzen.

Ist es sonnig oder neblig in Ihrem Wald?
Neblig.

Wo ist der Nebel? Hoch oben über den Baumspitzen oder …
Nebelschwaden in sichtbarer Entfernung.

Noch mehr Geräusche?
Blattgeräusche,
hin und wieder ein Tier.

Wie geht es Ihnen in Ihrem Wald?
Ich ruhe in mir.

Wir brauchen im Umgang mit Menschen mit Demenz ein Feld der Begegnung, welches nicht von richtig und falsch bestimmt wird. Wir brauchen Flexibilität. Und die beginnt in uns. Und in unserer Sprache und Art und Weise, wie wir Dinge bzw. Erlebnisse beschreiben. Es steckten so viele Luftballons in uns. Entdecken Sie die Ihren und nutzen Sie diese vor allem bei Menschen mit Demenz. Wenn wir akzeptieren, dass jemand zu einem Wort etwas sagt, was wir erst nicht verstehen und dies akzeptieren, indem wir sagen: „Okay, das ist eine Verknüpfung, die hatte ich noch nicht". So kann der andere wahrhaftig sein und sie haben sich selbst dabei auch nicht verleugnet.

Worte sind wichtig

Worte sterben aus, wenn wir sie vergessen

Worte haben so unterschiedliche individuelle Bedeutungen

Worte kränken

Worte heilen

Worte trennen

Worte verbinden

Die folgenden Texte, stammen von drei in einer Einrichtung für Menschen mit Demenz lebenden Frauen. Sie waren Teilnehmerinnen einen Wortbiografie-Gruppe und in dieser Sitzung arbeiteten wir zum Thema/Ankerwort Depression. Das Ankerwort stammte von einer Teilnehmerin, die auf die Frage, wie sie sich fühlt, antwortete: deprimiert. Sollen wir dieses Wort heute in unsere Mitte legen? Sie waren einverstanden.

Depression

Die kleinen Gedanken,
die da einfallen in dieses Orakel.
Ich kenne das deprimiert sein auch.
Ich sage dann: „Gott hilf mir doch."

Wenn Sie keine Energie haben, wie fühlen Sie sich dann?
Wie ein Zusammenbruch.
Früher bin ich dann gefahren. (B.)

Depression

Depression ist gelb.
Ich glaube auch, sie ist bitter.
Sie ist ölig.
Depression ist schwer
wie Öl
und sonst
gar nichts. (S.)

Depression

Depression ist grün
Sie schmeckt bitter
Ich schweige
Ich spare
Ich spare Energie
Depression
Depression macht mir Angst (W.)

Depression

Depression ist gelb
und
schmeckt fade.

Ein leerer Sack!
Sie ist, wie ein feingestrickter
glatter Sack.

Man muss da durch.

Ich möchte ihn zerreißen
und zertreten! (F.)

(Wir haben gemeinsam symbolisch den Sack zerrissen und ihn mit Füßen getreten) Wenn man so darüber spricht, das entlastet.

***Das Wort ist eine Einstiegsmöglichkeit für den Assoziativen Dialog** P. E.*

Die Vielschichtigkeit der Bedeutung bzw. der Prägung eines Wortes ist etwas sehr Spannendes, denn je nachdem, WIE das Leben das Wort „GEFÜLLT" hat, so wirkt es auf uns. Wir kennen das mit Vornamen. Es gibt Vornamen, die finden wir sehr schön, weil wir einen Menschen kennen, der diesen Namen trägt, und wir schöne Erfahrungen mit diesem Menschen gemacht haben – oder anders, wir finden einen Namen unangenehm, weil wir ihn mit etwas Negativem verbinden.

Unsere ganz individuelle Welt, so wie wir sie verstehen, wie wir die Worte, die gesprochen werden bewerten, hängen also davon ab, was jeder Einzelne damit in Verbindung bringt, welche Erfahrungen daran geknüpft sind. Wenn wir uns dies in der Gänze ausmahlen, ist es ein Wunder, dass wir uns verstehen. Sicher in gleichen Kulturen, werden Worte benutzt, die eine allgemeingültige Bedeutung haben, sodass wir wissen, was ein Tisch ist, dass „Guten Tag" eine Begrüßung darstellt usw. Es gibt Worte, die in einem gewissen Kontext klar definierte Bedeutungen haben.

Das kreative Schreiben war nun mal die Basis, von der aus ich mit demenziell veränderten Menschen in Kontakt kam. Dort wird mit Worten jongliert.

Merke

- *Cluster denken und Wortketten sind der Ort, an dem ich Ideen finden kann.*
- *Bewertungen lasse ich im ersten Schritt hintenanstehen, damit ich lerne, was ist meins, was ist deins.*
- *Wahrnehmungsebenen im Gespräch biete ich entsprechend an und binde sie ein.*
- *Schwierige Situationen können sich dadurch verändern.*

In der Folge ein Gespräch, mit Herrn D.. An diesem Beispiel können Sie sehen, wie die bisher beschriebenen Möglichkeiten situativ ineinanderfließen:

Beispiel

Depression Gefühllosigkeit

Ich fühle nix.
Es ist mir egal, ob der Garten da draußen blüht oder kahl ist.
Ich empfinde nichts.

(Herr D. versuchte selbstständig aufzustehen, verlor das Gleichgewicht, er bekam einen Schrecken)

Was fühlen Sie jetzt nach diesem Schrecken?
Nichts.

Empfinden Sie tatsächlich nichts?
Nee ich empfinde nichts!
Es ist mir einfach alles egal.

Was würden Sie sich wünschen?
Meine Ruhe, ist das Einzige, was ich mir wünsche.
Im Moment ist es mir zu viel, auch das Reden.

Was würden Sie lieber machen?
Lachen!
Aber ich kann nicht, weil ich nichts zu lachen habe.

Was bringt Sie denn zum Lachen, was finden Sie lustig?
Im Moment gar nichts.

Was ist mit Ihrem Bein, es zuckt?
Das geht schon über eine Stunde heute Morgen.
Mir ist egal, ob es regnet.

(Herr D. will aufstehen)

Ich bin unruhig. Der Tag geht schnell rum.

Die Unruhe, die Sie spüren, wo sitzt die?

In mir drin. Es ist einfach eine Unruhe, ich will aufstehen und ich kann nicht.

(Steht auf, geht hin und her, geht zum Bett, setzt sich hin.)

Hach, jetzt bin ich froh, dass ich wieder sitze.

Ist Ihnen langweilig?

Nee, gar nicht.

Was kommt Ihnen in den Sinn, wenn Sie das Wort Auto hören?

Fahren.

Wie fahren, langsam?

Nein, ein zügiges Fahren.

Wo sitzen Sie?

Ich sitze am Steuer.

Fahren Sie auf der Autobahn?

Nein, ich fahre durch die weiten Ebenen, auf einem Feldweg.

Hoppelt das Auto?

Nein, es ist bequem.

Sind die Fenster geschlossen?

Nein, das Fenster auf der Fahrerseite ist offen.

Weht der Wind?

Ja, ja, der Fahrtwind.

Ist das angenehm?

Ja, es ist sehr wohlig.

Möchten Sie irgendwo ankommen oder einfach nur fahren?

Wenn man fährt, will man immer irgendwo ankommen.

Wo würden Sie gerne ankommen?

In den Bergen, (schweigt) ja, da will ich ankommen, aber nicht raufsteigen.

Hinauffahren?

Das schon eher.

Sie möchten also hauptsächlich die Berge sehen?

Ja.

Was fühlen Sie, wenn Sie Berge sehen?

Sehnsucht.

Sehnsucht nach?

Ja, oben zu stehen!

Um dann?

Die Aussicht zu genießen.

Sehnsucht, ein Gefühl, das Sie empfinden?
Ja.

Ist das angenehm?
Es ist ein Gefühl, wie neugierig sein auf etwas.

Wären Sie dann zufrieden, wenn Sie den Ausblick genossen haben?
Ja, ich wäre zufrieden.
Ich kann Gefühle zulassen oder auch nicht.

Ne Fahrt mit dem Auto würde Ihnen gefallen?
Ja.
Lese alles geschrieben vor.

Ich bin berührt.

Wenn Sie berührt sind, dann empfinden Sie sich.
Ja. Ich bin jetzt befriedigt. Ich bin zufrieden.

Das heißt, die Leere am Anfang ist der Zufriedenheit gewichen?
Ja. Das tat mir gut.

Das Auto.
Lacht: Ja.

Menschen, die an Demenz erkranken, erleben Verlust, das ist nicht einfach. Die Krankheit bringt eine Vielzahl an Veränderungen mit sich. Falls ich einmal an Demenz erkranken sollte, so hätte ich gerne, dass Sie mit mir flexibel, kreativ, wertschätzend reden würden. Das würde mir helfen.
Was würde Ihnen helfen?

Übung

Was würden Sie sich wünschen, von Menschen, die Sie abholen, und die Sie auf diesem Lebensabschnitt begleiten?

7.3 Die Haltung in der Begegnung

In der Kommunikation mit Menschen mit Demenz unterstützen uns also die eigenen Assoziationen, die Wahrnehmung in Worte zu fassen und dem Erleben die Möglichkeit geben, durch Sprachbilder eine Beschreibung zu finden. Welche Wirkung hat bei all dem die innere Haltung des Anwenders? Welche Haltung erleichtert das Anwenden der bisher beschriebenen Möglichkeiten mit dem Assoziativen Dialog zu experimentieren?

Der Blick diesbezüglich geht nicht zum anderen, nicht in diesem Schritt. Wir haben viele Verhaltensanweisungen für den Umgang mit Menschen mit Demenz auf dem Markt, das ist gut und braucht deshalb hier nicht zusammengefasst werden.

Der Blick, zu dem ich Sie einladen möchte, geht nach innen. Zu den eigenen Vermutungen, Annahmen und Glaubenssätzen. Mein Mann sagte einmal zu mir: „Die Energie folgt dem Gedanken!" Woher er diesen Satz hatte, weiß er leider nicht mehr. Der Satz ist mir wichtig geworden und begleitet mich seither. Unter einigen meiner Aussagen liegt dieser Satz. Es ist wichtig, dass wir bei allem, was wir tun, uns selbst wahrnehmen. Wohin gehen unsere Gedanken und was erwarten wir vom anderen. Wenn ich überzeugt bin, der kann es nicht, habe ich dann meinen Blickwinkel so weit gestellt, dass ich die Möglichkeit einbeziehe, dass es da womöglich doch noch etwas gibt.

Wir sind schnell dabei, zu sagen: „DER WARS!" Schon von Kindesbeinen an hat uns diese Strategie öfters mal geholfen. Doch was beginnt wo? Wer hat wieviel Anteil an dem, was geschieht?

Reflexion

Was denken/ sehen/ fühlen Sie als aller erstes, wenn Sie das Wort Demenz hören?

Was sehen Sie vor Ihrem inneren Auge?

Wovor fürchten wir uns, wenn dieses Wort unser Herz streift?

Wir fürchten uns vor dem Verlust all dessen, was uns vertraut ist, diesem Wissen, dieser Sicherheit den Rücken zu kehren zu müssen.

Wir sehen erst, wenn wir uns anstrengen, auch die Fähigkeiten, die da sind, die wir aufgreifen können. Wir sehen die Stärken des anderen nicht, denn wir bewerten sie als falsch oder als fehlerhaft.

Ja und das ist auf der einen Seite auch Wirklichkeit. Eine gewisse Zeit können Menschen mit Demenz noch zu Hause leben, irgendwann geht dies nicht mehr. Wir haben eine schnelllebige Gesellschaft, Menschen, die nach Worten suchen, und uns entschleunigen, die die Basis der Kommunikation, wie wir sie gewohnt sind, nicht mehr haben, wie sollen wir ihnen entsprechend reagieren und ihnen Lebensraum geben?

Im Dialog nach D. Bohm fand ich eine Haltung, die auch im Umgang mit Menschen mit Demenz sehr hilfreich ist, denn sie hat in erster Linie mit einem selbst zu tun. Mir auf die Schliche zu kommen, wie denke ich? Wie bewerte ich? Was für Auswirkungen haben diese Gedanken auf mich, mein Umfeld, den Menschen, der mir gegenübersteht? Das ist ein sehr komplexes Thema und einige Bücher wurden darüber schon geschrieben. Ich habe Ihnen hier einen Überblick zusammengestellt von den Markern, die ich für auch für den Bereich Dialog und Demenz als hilfreich und unterstützend ansehe. Vieles, auch das Leiten der Gesprächsgruppen, könnte man davon ableiten.

Merke

Der Dialog ist eine besondere Art, miteinander zu sprechen und einander zuzuhören, dazu gehört vor allem auch, sich selbst zuzuhören, die eigenen Reaktionen zu spüren, die Herkunft der eigenen Gedanken zu erforschen, um nicht Gefangener des eigenen, begrenzten Weltbildes zu bleiben.

M & F Hartkemeyer, L Freeman Dhority: Miteinander Denken, das Geheimnis des Dialogs, S.14)

Was ist für den Dialog wichtig?:

- Die Bereitschaft zuzuhören und unsere Bewertungen oder gar Urteile in der Schwebe zu halten.
- Eigene und fremde Gedankenfelder in einer offenen, nicht manipulativen Form zu erkunden.
- Eigene Annahmen zu erkunden, d.h. das, was wir Wirklichkeit nennen.

Was also kann der Einzelne für das Gelingen eines Dialogs an Einsatz mitbringen?

Ich war in einem Seminar für eine Dialogische Runde in der Schweiz. Es nahmen 14 Menschen teil, alle bereit, sich mit dieser Art des Dialogs zu befassen. Es gab am Anfang die Bitte, sich selbst zu beobachten. Als Erstes bemerkte ich bei mir, wie schnell ich bewertete. Wer sitzt da und warum? In unserem Urinstinkt liegt dieses Verhalten beheimatet, nach dem Motto: woher könnte Gefahr drohen?

„Im Dialog kommen Menschen zusammen, um gemeinsam zu denken, miteinander zu erkunden, zusammen nach Lösungen von Problemen zu suchen." (David Bohm) Mit dem Blick auf Kommunikation mit demenziell veränderten Menschen, war für mich stimmig und wichtig:

- gemeinsam zu denken – durch assoziatives Denken.
- miteinander erkunden – durch Angebote, die ein „So bin ich jetzt!" ermöglichen.

Bis dahin ging die Haltung des Bohm'chen Dialog eins zu eins einher mit der Haltung für einen Assoziativen Dialog.

Gemeinsam nach Lösungen zu suchen kann im klassischen Sinne nicht übernommen werden, denn ein zielorientiertes Gespräch erfordert das Erinnern der Teilnehmer, an das, was entwickelt wurde. Jedoch, wenn Lösungen im Sinne von Erkenntnis/Lösung des Moments – ohne Anspruch auf Erinnern – definiert werden, dann entstehen Magic-Moments (Bsp. „Gefängnis") und diese sind immer willkommen.

Der Quantenphysiker David Bohm (1917 – 1992) hat sich in seiner letzten Schaffensperiode intensiv mit dem Dialog beschäftigt. Während es in einer Diskussion (lateinisch von discutere = zerschlagen, zerteilen, zerlegen) darum geht, die Ganzheit auseinanderzunehmen, zu sezieren, hat ‚Dialog' (griechisch von Dia = durch, Logos = Wort) für Bohm die Bedeutung eines ‚freien Sinnflusses, der unter uns, durch uns hindurch und zwischen uns fließt'. Es geht also um Partizipation, miteinander denken, sich beteiligen, um Teilhaben am Ganzen. Bohm sagt, dass es unser Denken ist, das die Welt zerteilt und das, was ursprünglich ganz war, zerstückelt und fragmentiert. Wir meinen, dass unser Denken die Dinge und die Erfahrungen so beschreibt, wie sie sind. Dass wir es mit objektiven äußeren Realitäten zu tun haben, die unabhängig von uns und unserem Wahrnehmen und Denken existieren. Das ist, laut Bohm, ein folgenschwerer Irrtum. Wir erschaffen uns unsere Realität mit unserem Denken, wir konstruieren sie fortwährend. Und sagen dann, wir hätten gar nichts getan. Wir würden nur die ‚äußere objektive Realität' wahrnehmen und beschreiben. Und weil die äußere objektive Realität eben eine objektive Realität sei, gelte sie auch für alle anderen. Dann stecken wir wieder einmal mitten in einer unergiebigen Diskussion, die alle Beteiligten unzufrieden zurücklässt.

(Othmar Loser Kalbermatten: „Das Wort stirbt, wenn wir es nicht mit anderen teilen" Dialog nach David Bohm, Text von der Homepage https://psychotherapieluzem.ch/bohmscher-dialog/)

Die Haltung, die wir haben, ist beeinflusst durch unsere Erfahrungen. Unsere Erfahrungen speisen unsere Annahmen. Im Feld des miteinander Sprechens mit Menschen mit Demenz brauchen die Begleiter eine Offenheit und die höchstmögliche Unvoreingenommenheit gegenüber dem Menschen, denn die Energie folgt dem Gedanken: „Die ist immer launisch!" Jeder Atemzug dieser Person fällt in dieses Bewertungssieb. Das ist erst mal nichts Verwerfliches, wenn wir uns dessen bewusst sind und uns fragen: „Entspricht das Verhalten meiner Befürchtung oder könnte es noch andere Gründe dafür geben? Was könnte noch die Ursache für sein Verhalten sein? Was könnte es noch bedeuten, das Schreien, das Klagen, das Stumm sein? Mit diesen Fragen wird Offenheit trainiert.

Im Alltag mit Demenzkranken ist die Spur, die wir ihnen geben, eine schmale Spur. Oftmals treten wir auf sie zu und wissen: Sie können nicht! Der ist immer so! Das hat keinen Wert, das ist die Krankheit. Wir machen in erster Linie unser eigenes Denken damit eng und füttern den entsprechenden Wolf.

Die Eckpfeiler des Dialogs nach D. Bohm

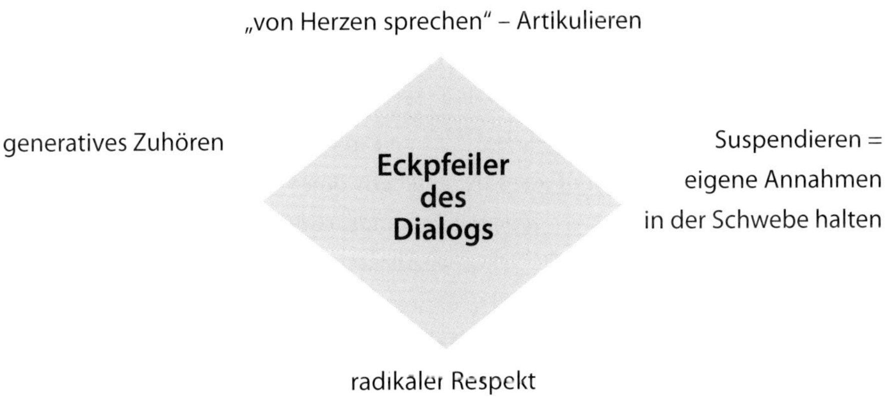

„von Herzen sprechen" – Artikulieren

generatives Zuhören

Eckpfeiler des Dialogs

Suspendieren = eigene Annahmen in der Schwebe halten

radikaler Respekt

Generatives Zuhören (dem Wort folgend): Ich muss zuerst mir selber zuhören. Meinen Gedanken, den im Moment aktiven eigenen Glaubenssätzen: Frau X ist immer …
Meine Annahmen wahrnehmen, bevor ich anderen zuhören kann.
Welche inneren Bewegungen, Gedanken und Bewertungen entstehen in mir, wenn ich zuhöre? Wenn ein anderer erst zwei Sätze gesagt hat, fangen wir an, innerlich zu argumentieren, eine Entgegnung vorzubereiten, zuzustimmen oder abzulehnen, zu

bewerten. Wenn ich diese Bewegungen wahrnehmen kann, wird es möglich, diese automatischen inneren Reaktionen etwas beiseite zu stellen, um das, was ich höre, wirklich bei mir ankommen zu lassen. Das ist dann wirkliches Zuhören: nämlich dem anderen statt mir selber. Zuhören bedeutet, aus einem inneren Schweigen heraus, etwas auf sich wirken zu lassen. Wenn ich wirklich zuhöre, kann ich teilhaben an etwas Größerem, ich kann teilhaben am Wesen meiner Gesprächspartnerin, meines Gesprächspartners, und ich kann in einen gemeinsamen, erfrischenden Fluss von Austausch eintreten, der im Moment entsteht und nicht aus der Erinnerung erzeugt ist. Das ist Teilhaben am Sein an sich.

(Othmar Loser Kalbermatten: Das Wort stirbt, wenn wir es nicht mit anderen teilen" Dialog nach David Bohm, Text von der Homepage https://psychotherapieluzem.ch/bohmscher-dialog/)

Merke

Generativ bedeutet dem Wort folgend und nicht den eigenen Verbindungen, die daran gebunden sind.

Anleitung

Achten Sie auf Ihre Art zu hören!

Welche Gedanken begleiten Ihr Hören?

Welche Glaubenssätze färben das zu Hörende ein?

Mit welcher Absicht hören Sie zu, was wollen Sie eigentlich bestätigt haben? (Sie ist immer …)

Welche Stimme in Ihnen filtert das, was Sie hören? (die im Moment gestresste, die gut gelaunte …) Nehmen Sie sich wahr und wichtig, denn so, wie Sie sich bewegen, entfaltet sich die Welt! Die Energie folgt dem Gedanken).

Können Sie das, was Sie hören, stehen lassen und für ein Verstehen mit weiteren Assoziationen zurückgeben?

Wenn Sie hören, bestätigen Sie gleich oder lehnen Sie sofort ab?

Haben Sie Gegenargumente parat oder lassen Sie das, was Sie hören, erst einmal stehen?

Radikaler Respekt

Respektieren (lateinisch re-spectere: erneut hinschauen, beobachten) bedeutet, auf Abwehr, Schuldzuweisung, Abwertung und Kritik zu verzichten. Alle dürfen so sein, wie sie sind. Jede Idee, jede Meinung ist genauso richtig und legitim wie meine eigenen Ideen.

(Othmar Loser-Kalbermatten: „Das Wort stirbt, wenn wir es nicht mit anderen teilen". Dialog nach David Bohm Text von der Homepage https://psychotherapieluzern.ch/bohmscher-dialog/).

Radikaler Respekt bedeutet für mich, das Gegenüber in seinem Jetzt-Sein als ganz und wahrhaftig anzuerkennen. Es war die einfachste Haltung, um Menschen mit Demenz zu begegnen. Ja zu sagen, dass es so ist, wie es ist, und dass wir versuchen, Worte zu fischen, die uns ermöglichen, uns zu begegnen. Wir haben nichts zu verlieren, wir können nur gewinnen.

Beispiel

In einer Einrichtung kam es eines Tages dazu, dass eine Bewohnerin auf dem Sofa im Gemeinschaftsraum saß und starb. Sie kippte einfach zur Seite. Drumherum saßen andere Bewohner. Eine davon war eine der Teilnehmerinnen meiner Wortbiografie-Gruppe. So kam es, dass ich gefragt wurde, ob ich mit ihr über das Ereignis sprechen würde, sie sei seit einigen Tagen ganz durcheinander und rede „merkwürdige" Dinge.

Dieses Gespräch habe ich nicht mitgeschrieben, da die Handlung des Schreibens auch eine Wirkung auf den anderen hat. Im Nachhinein jedoch machte ich mir Notizen, auf diese und meine Erinnerung beziehe ich mich:

Frau X. saß mit hängenden Schultern in ihrem Zimmer auf dem Bett. Sie hob kaum den Kopf, als ich sie ansprach. Ich kannte sie schon über ein Jahr. Wenn sie mich sieht, lächelt sie normalerweise und sagt fragend: „Wir kennen uns? Heute blickte sie auf ihre Füße:

Meine Einstiegsfrage war: „Sie haben etwas erlebt?"

Sie nickte und hielt den Blick gesenkt. Sie erzählte von einem Weg, den sie bereitet hat, einen Weg auf dem Friedhof. Sie ist für den Weg verantwortlich, damit das Unkraut weg ist. Ich bin ja nur die Wegbereiterin, ich muss aufpassen, für mehr bin ich nicht.

Sie ist vom Sofa gerutscht. Ich hab`s gesehen. Aber ich konnte nicht aufstehen, ich saß einfach da und habe nichts gemacht. Ich kann nichts mehr machen, nur noch den Weg bereiten. Es kamen Menschen, aber ich bin nicht aufgestanden. Hab nichts gesagt, hab nur geguckt!

Ich habe den Weg bereitet, auch für meinen Mann.

Ich kann nichts anderes. Da sind Blumen, und Büsche, ein Loch … ich habe den Weg bereitet.

Ich hätte helfen müssen. „Waren noch andere Menschen da?" Nein, ich war mit ihr allein. Und habe nicht geholfen. „Da war niemand?" Ich weiß es nicht, ich weiß, ich bin nicht aufgestanden.

Ich habe ihr dann erzählt, was ich wusste, und dass ganz schnell jemand da war, schneller als sie aufstehen konnte... Sie drückte mir zum Abschied die Hand und tätschelte diese, dabei zog ein leises Lächeln über ihr Gesicht. Ob es nachhaltig geholfen hat, das Gespräch, ich weiß es nicht, als ich sie das nächste Mal traf, fragte ich sie erneut: „Haben Sie etwas erlebt? „Ach, jeder Tag hier ist immer gleich!" Das Ereignis war im Moment dieser Begegnung nicht zugänglich, womöglich auch für immer entschwunden.

Ihre „wirren" Worte ergaben ein Bild, wie sie auf dem Friedhof dafür sorgt, dass die Menschen den Weg finden. – Eine Form der Beschreibung für ein Empfinden, wie man sich selbst wahrnimmt. Wenn Menschen nicht „klar" auf der Sachebene bzw. logisch erklären können, dann verwenden wir immer wieder Bilder, um zu beschreiben, in der Hoffnung der andere kann so, mit – uns- fühlen.

Im Umgang mit Menschen mit Demenz beziehe ich mich auf den Moment, indem wir auf das, was wir wahrnehmen, authentisch reagieren. Und auf die Annahme, dass Menschen mit Demenz viel näher bei ursprünglichem Verhalten/Reaktionen, sind, da sie das Gelernte vergessen haben.

Manchmal wissen auch wir nicht, was wir darauf noch sagen sollen. Dann sage ich das und lausche auf die Stille, die entsteht durch das Empfinden des Moments. Manchmal beginnen wir auch zu lachen oder zu staunen, je nach Situation, nicht vorhersehbar!

Beispiel

Es ist schon Jahre her, da kam ich in die Einrichtung und „sammelte" meine Teilnehmerinnen für die Wortbiorafie-Gruppe ein. Die Fachkraft meinte: „Oh, die Frau X. brauchen Sie gar nicht holen, die liegt schon den ganzen Tag im Bett und will nicht aufstehen. Sie will heute sterben! Ich klopfte an die Tür und trat ein. Sie lag verborgen unter ihrer Bettdecke. „Frau X., ich bin es, es ist Montag und ich will Sie holen für die Gesprächsgruppe!" „Neiiiinnnn, ich will nirgendwo hin, ich will steeerrben!"

Sie müssen meine Situation kennen, in dieser Gruppe war sie diejenige, die am ehesten sprach, sie war die, die am aktivsten war und sie wollte nicht mit! „Frau X.,Sie dürfen sterben, aber nicht heute, nicht am Montag, wenn ich Sie in meiner Gruppe brauche!" „Mich braucht keiner, ich willlll sterrrrrbeeen!" „Dooooch! ICH! Jetzt. Kommen Sie, ohne Sie kommt die Gruppe nicht in Gang!" Jetzt zog sie mit ihren Händen die Decke vom Gesicht: „Echt!" Ich musste lachen: ‚Ja, echt.'

Sie ist aufgestanden, hat noch ein wenig gejammert und geschimpft, dass ich sie beim Sterben störe, aber wenn ich sie brauche. Ich erinnere mich gerne an diesen Moment, denn er strömte greifbar unsere beiden Wirklichkeiten aus, und gleichzeitig hatte jede von uns ganz automatisch den Respekt der anderen für sich und sein Erleben als Basis.

Beispiel

Es gab in einer anderen Einrichtung eine identische Situation mit Frau Y. Ebenso eine, die die Gruppe [illegible] Auch sie verbrachte wohl den ganzen Morgen im Bett und ward nicht zum Aufstehen zu bewegen. Auch bei ihr klopfte ich an und öffnete die Tür. Sie lag im Bett auf die ins Zimmer zeigende Seite gedreht, ohne Decke ohne Kopfkissen, die Augen fest zu, wirklich fest, denn das war das erste, was mir auffiel, als ich neben sie trat und mich setzte. Die Augen waren so fest geschlossen, dass ich das Gefühl hatte, sie würden von hinten angesaugt werden. Guten Tag, Frau Y., ich bin …

Sie atmete leicht stöhnend aus. Das, was dieser Raum ausstrahlte, die Frau, die dort lag, lenkte meine Aufmerksamkeit ganz weg, von dem, was mich und die Gruppe betraf. Ich wusste nicht, was ich sagen sollte. So sagte ich, was ich sah: „Sie liegen auf der Seite, ohne Kopfkissen, so könnte ich nicht liegen, so ganz ohne Kissen!" „Siehst du nicht das Kissen, das in meinem Rücken liegt?, sagte sie.

Da lag aber nichts, keine Decke und kein Kissen. „Nein," sagte ich, „ich sehe es nicht." Sie versuchte die Augen zu öffnen, es viel ihr sichtlich schwer … Wir unterhielten uns ein wenig, und sie blieb in ihrem Zimmer und das war hier gut so.

Es gibt kein: So macht man es. Es gibt: so oder so können Sie es probieren. Wichtig bei allem ist, dass wir sowohl auf uns als auch auf das Gegenüber achten. Und aus eigener Erfahrung kann ich sagen, dass mir das Achten auf das Gegenüber viel leichter fiel mit Menschen mit Demenz, weil ich wusste, sie brauchen meine Fähigkeit des Wahrnehmens und auch Wertfreiheit weit mehr als die Menschen aus der nicht vergessenden Welt.

„Der Konstruktivismus geht davon aus, dass jede Person ihre Realität selber schafft. Wir machen laufend Konstrukte, Annahmen über die Welt und das Leben, aber wir erkennen es nicht als Annahmen, sondern wir sagen, dass die Welt so ist, wie wir sie verstehen. Im Grunde kann man sagen, dass es so viele Welten gibt, wie es Menschen gibt.

Natürlich brauchen wir geteilte Definitionen, Erfahrungen und Realitäten, damit wir uns verständigen können. Aber diese gemeinsame, geteilte Realität ist nur eine dünne Schicht, dünner als wir denken.

Eigene Annahmen in der Schwebe halten: Suspendieren (lateinisch: herabhängen; indogermanisch: spenn: spinnen, ziehen, etwas so aufspannen, dass es sichtbar wird wie ein Spinnennetz vor einem Fenster) bedeutet, „die eigene Meinung weder zu unterdrücken noch stur dafür zu plädieren, sondern auf eine Weise vorzutragen, die es einem selbst und anderen ermöglicht, sie wahrzunehmen und zu begreifen. Suspendieren heißt, auftauchende Gedanken und Gefühle zur Kenntnis zu nehmen und zu beobachten, ohne zwangsläufig danach handeln zu müssen." (Isaacs) Wenn wir unser ‚Wissen' als Konstrukte erkennen, können wir im Suspendieren unsere Annahmen und Bewertungen sichtbar machen, sie veröffentlichen, sie vor uns ‚aufhängen', sie so in der Schwebe halten und suspendieren: „das ist meine Meinung, meine Haltung zum Thema, und ich halte diese mal in der Schwebe und lasse mich weiter auf das ein, was da gesagt wird".

Erkunden: eine Haltung von Neugierde, Achtsamkeit und Bescheidenheit ermöglicht, Fragen zu stellen, die uns wirklich bewegen. Und gemeinsam zu erkunden und etwas zu entwickeln, das vorher noch nicht da war und alleine nicht möglich gewesen wäre.

‚Das Denken beobachten', bedeutet zu lernen, dass es keine ‚objektive' äußere Realität gibt, sondern dass wir die ‚Realität' immer aus unseren eigenen inneren Annahmen, Ideen, Haltungen, Wertungen, Urteilen und Vorstellungen heraus wahrnehmen. Wir erzeugen innerlich mit unserem Denken Ideen, Vorstellungen, und dann sagt das Denken, es habe gar nichts gemacht, sondern es nehme nur wahr, was ist. Mit der Zeit erkennen wir, wie das Denken funktioniert, wir realisieren, dass wir mit unseren Gedanken ‚Realitäten' erzeugen. Und wir gewinnen mehr Distanz zu unseren ‚Sicherheiten' und Überzeugungen. Dann gewinnen wir Unabhängigkeit den eigenen persönlichen Programmierungen gegenüber, aber auch gegenüber von kollektiven Annahmen, die uns als Gruppe oder Gesellschaft verbinden. Und es wird möglich, das Denken kreativer zu nutzen".

(Othmar Loser Kalbermatten: Das Wort stirbt, wenn wir es nicht mit anderen teilen" Dialog nach David Bohm, Text von der Homepage https://psychotherapieluzem.ch/bohmscher-dialog/)

Zuhören lernen *(Isaac, Dialog als Kunst gemeinsam zu denken S. 91)*

Wer lernen will, zuzuhören, muss sich zuallererst bewusstmachen, wie er zuhört. In der Regel sind wir uns dessen nicht bewusst. Es kann ein Anfang sein, auf sich selbst und die eigenen Reaktionen zu hören. Fragen Sie sich: Was fühle ich jetzt? Wie fühlt sich das an? Versuchen Sie, Ihre Gefühle sorgfältiger und unmittelbarer zu identifizieren. Die Wahrnehmung der eigenen Gefühle stellt eine Verbindung zum eigenen Herzen und zum Kern der eigenen Erfahrungen dar. Wenn wir lernen wollen, gegenwärtig zu sein, müssen wir lernen, das zur Kenntnis zu nehmen, was wir gegenwärtig fühlen.

Das Denken bewusst machen

Wenn Sie zuzuhören beginnen, beginnen Sie auch, darauf zu achten, was Sie denken. Konzentrieren Sie sich auf jemanden, der Ihnen wichtig ist. Sie werden feststellen, dass Ihnen augenblicklich eine Flut von Gedanken und Bildern zu diesem Menschen einfällt und eine breite Palette von Gefühlen in Ihnen auftaucht. Das Gedächtnis spielt eine große Rolle bei der Wahrnehmung der Menschen in Ihrer Umgebung. Zuhören ist gleichbedeutend mit der Erkenntnis, dass ein großer Teil der eigenen Reaktionen auf andere aus dem Gedächtnis kommt. Es sind keine frischen, sondern gespeicherte Reaktionen. Diese Prädispositionen führen dazu, dass man auf der Basis eines „Gedankennetzes" zuhört, das man einer bestimmten Situation übergeworfen hat … (s. o., S. 92)

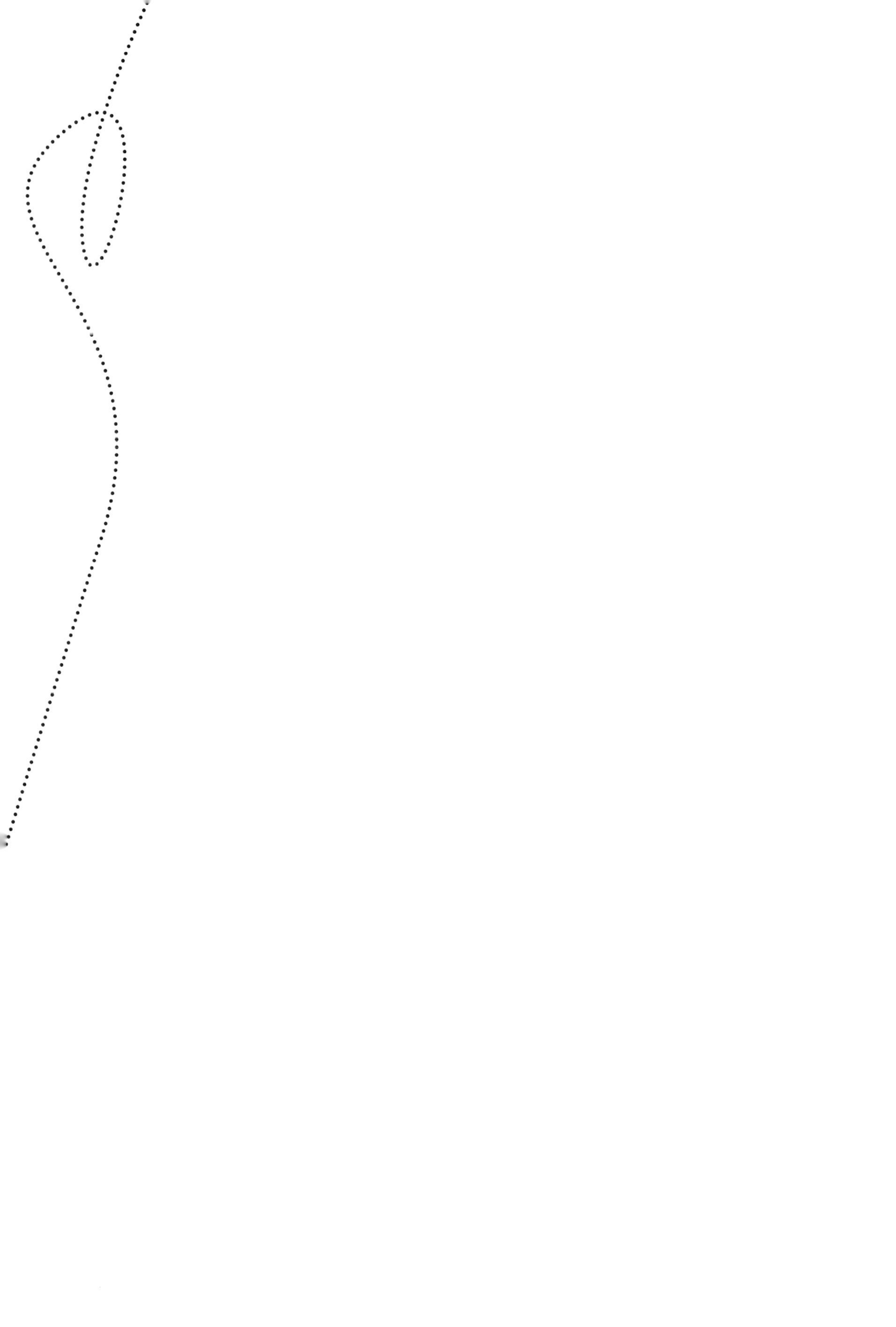

8 Den eigenen Einstieg wählen

Flechten Sie Ihren Zopf! Sie wählen, wie Sie Ihren Assoziativen Dialog P. E. in der Praxis anwenden. Welchen Schwerpunkt Sie als Zugang wählen. Alle drei Stränge gehören zwar zusammen, doch Sie flechten Ihren Assoziativen Dialog P. E.!

Ausgangslage: 3D Kom® – Was haben wir als Basis zur Verfügung?

Anwendungsmöglichkeit:	Beobachtung und Bewertung
Anwendungsmöglichkeit:	Assoziationen nutzen – Cluster-Denken „Blubbern"
Anwendungsmöglichkeit:	Worte und Sprachbilder

Wo bin ich und wo bist du?

Wir flechten die unterschiedlichen Einstiege in ein 3-Schritte-Modell, welches aus folgenden Einzelpunkten besteht:

Die Ausgangslage ist das, dass wir wissen, dass die Sachebene von einem Menschen mit Demenz nicht verlässlich zugänglich ist und dass er nur eruptiv die Vergangenheit zur Verfügung hat und diese dann womöglich die Jetzt-Realität für diesen Menschen darstellt.

Die 3 Bestandteile der Schritte:

Sind individuell anwendbar:

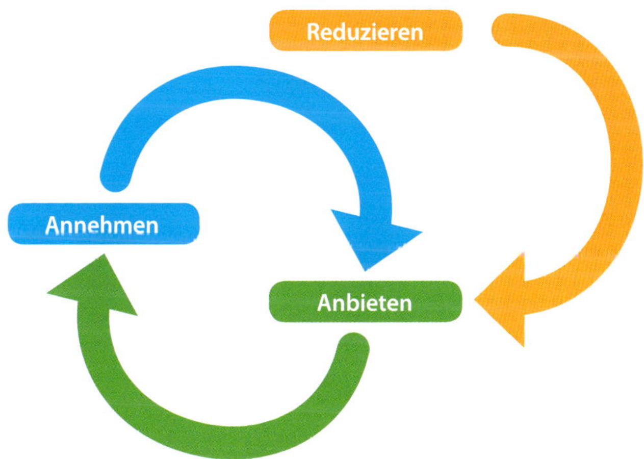

Das Schaubild in der Berücksichtigung der unterschiedlichsten Einstiegs- und Anwendungsweisen:

SITUATION: Sie kommen in ein Zimmer, der Bewohner schaut aus dem Fenster: Sie starten den Kontakt:

Schritt 1: Reduzieren

Reduzieren

Der erste Schritt ist für alle der gleiche Einstieg: Sie kommen in das Zimmer und nehmen wahr: Was sehen Sie, was hören Sie, was riechen Sie, was fühlen Sie?
Das für Sie Markante greifen Sie auf und nutzen es als Ihr ANKERWORT, ob Sie es laut aussprechen, ist abhängig davon, was Sie damit machen wollen. Als Einstieg ist es in jedem Fall geeignet, da es Ihnen aufgefallen ist.

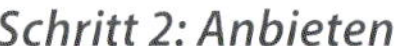

Schritt 2: Anbieten

Anbieten

- Unter dem Aspekt: Beobachtung und Bewertung
  Er schaut aus dem Fenster: „Guten Tag Herr X., Sie schauen aus dem Fenster, ich habe das Gefühl, Sie langweilen sich! Beobachtung und Bewertung erkenntlich gemacht.
- Unter dem Aspekt: Assoziationen nutzen
  Sie sehen den Garten – ein mögliches Ankerwort, weil dies für Sie interessant ist. „Guten Tag, Herr X., wenn ich den Garten sehe, dann kommt mir gleich ein … in den Sinn!" – in Blubber-Cluster-Denk-Manie.
- Unter dem Aspekt: Sprachbilder kreieren
  Auch hier kann das Wort Garten, oder was auch immer Sie sehen, aufgegriffen werden: Sie könnten starten mit: „Wenn Sie den Garten sehen, welche Geräusche kommen Ihnen dabei in den Sinn?"

Schritt 3: Annehmen

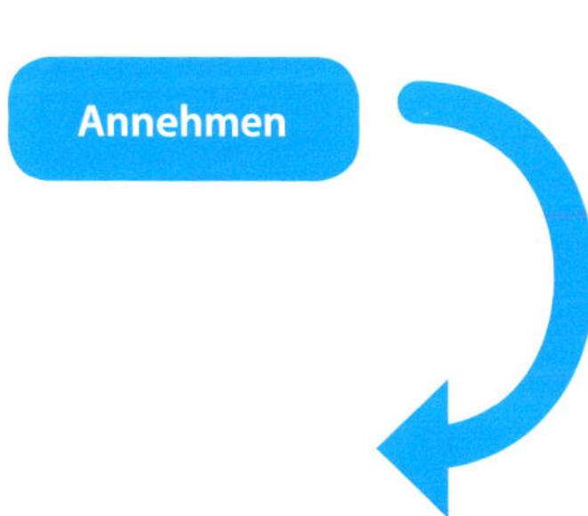

Der hier wichtige Punkt: Sie nehmen die Reaktion des anderen auf. Sie sagen ja und schwenken um, steigen ein, reagieren darauf. Ob dies Impulse sind, im Sinne von Körpersignalen, wie: lächeln, Augenbrauen hochziehen, schmunzeln … Ob Sie ein Wort oder einen Satz als Antwort bekommen, ob Sie keine Reaktion erhalten, Sie greifen diese Reaktion auf und setzen die Wirkung in Sprache um.

Hier können Sie wie zuvor auf Ihre Ihnen vertraute „Variante" zurückgreifen oder mit der Zeit anfangen zu „spielen", sozusagen zu jonglieren mit den unterschiedlichen Möglichkeiten.

Ziel ist es, dass Sie in Ihrem Tempo lernen, mit diesen 3 Möglichkeiten zu jonglieren!

Ein Beispiel, indem mit den Zugängen im Gespräch jongliert wird.

Beispiel

Frau putzt mit Schrubber das Fenster:

PK: „Sie schrubben die Scheibe mit dem Schrubber?!"

DK: „Ja."

PK: „Wie fühlt sich das an? Das Schrubben?"

DK: Hält inne: „Gut! Ich muss putzen, ich habe 7 Putzstellen."

PK: „Das ist anstrengend!"

DK. „Ja."

PK: „Das bedeutet auch viel Verantwortung?"

DK. nickt und schrubbt fester.

PK. schaut zu, nickt und macht: „Mhm"

DK. Hält inne: „Es ist mir eigentlich zu viel. Ich habe gestern 2 Stellen abgegeben."

PK: „Eine weise Entscheidung. Sie sind ja nun auch schon etwas älter."

DK: blickt auf ihre Hände „Ja?"

PK: „Ja. Wie wär's mit einer Pause? Einem Kaffee?"

Erläuterung des Beispiels

PK: „Sie schrubben die Scheibe mit dem Schrubber?!"
Beobachtung: ich, sage was ich sehe
DK: „Ja."

PK: „Wie fühlt sich das an? Das Schrubben?"
(Wahrnehmungsebene wird angesprochen)
DK: Hält inne: „Gut! Ich muss putzen, ich habe 7 Putzstellen."

PK: „Das ist anstrengend!"
Assoziation des Anwenders auf die Aussage der putzenden Frau!
DK. „Ja."
PK: „Das bedeutet auch viel Verantwortung?" ***Was verknüpft der Anwender mit anstengend?***
DK: Nickt und schrubbt fester.
PK. Schaut zu, nickt und macht: „Mhm." ***Anwender lässt Raum – entschleunigt***
DK. Hält Inne: „Es ist mir eigentlich zu viel. Ich habe gestern 2 Stellen abgegeben."
PK: „Eine weise Entscheidung. Sie sind ja nun auch schon etwas älter." ***Anwender reagiert auf die Jetzt Zeit!***
DK: blickt auf ihre Hände „Ja?"
PK: „Ja. Wie wär's mit einer Pause? Einem Kaffee?" Anwender macht ein Angebot

Ja sagen zur Aussage
Sich und seine nicht auf Faktenebene bewertende Verknüpfungen mitteilen

Authentisch sein

Flexibel aufgreifen …

Mit der Haltung des Assoziativen Dialogs eröffnen sich Möglichkeiten der Begegnung, die auf beiden Seiten Zufriedenheit möglich macht. Ich sehe dich!

Menschen mit Demenz trainieren uns in dieser Hinsicht, denn sie brauchen unsere Toleranz, unsere Fähigkeit zuzuhören und unsere Authentizität, damit sie Orientierung und Chancen erhalten.
Wir können durch diese Form des Alterns unseren Blickwinkel auf die Vielfältigkeit des Seins erweitern!

Wer brachte den Titel zu diesem Buch?

30. Juni 2011

VERTRAUEN

Was kommt Ihnen in den Sinn, wenn Sie das Wort Vertrauen hören?
Nicht weitererzählen! (lacht)
In der Oberklasse muss man vorsichtig sein, was man erzählt! (hebt den Finger hoch)
Ich war im Hans-Thoma-Gymnasium.
Oh, es ist ein Brei in meinem Kopf, ich komme echt nicht drauf, wie die Vis-á-vis-Schule heißt.

Gegenüber?
Ja, unten ist ein Spiegel, in dem betrachte ich mich.
Sie betrachten sich?
(lacht) Manchmal habe ich schon einen Preis gewonnen.

Wem oder was vertrauen Sie?
Ich habe eine Freundin, die Bartel, der vertraue ich sehr.
(lächelt) Mir gelingen manche Sachen einfach so, wie unterwegs verloren.
Ich bin froh, dass Sie mit mir nach den Worten fischen! *(B.)*

„Danke Frau Behrendt (B.). Ich erinnere mich, als wäre es heute gewesen, an unsere letzte Sitzung, an der Sie teilnahmen. Sie sagten zu mir: „Ich würde Ihnen so gerne helfen!" Das hat mich so berührt und ich dachte, vielleicht kann ich Sie ja mal filmen. Als ich die Woche darauf in die Einrichtung kam, waren Sie verstorben.

Sie haben mir sehr geholfen, durch ihr Sein!"

Worte zum Schluss

So ist nun ein wenig erklärt, was für weitere Möglichkeiten es noch gibt, um mit Menschen mit Demenz in Kontakt zu kommen. Es ist ein Weg über das Ich nicht nur über das Du.

Menschen brauchen Resonanz. Wir gehen meist im ersten Schritt in Resonanz, indem wir verbal auf etwas, auf jemanden reagieren oder eben jemand auf uns reagiert.

Sprache ist also unser gewohntes Mittel. Wir alle wissen, dass dies begleitet wird von der nonverbalen Kommunikation, von der Art und Weise, wie wir etwas sagen.

Menschen reagieren quasi immer und unsere Energie folgt dem Gedanken, auch wenn wir den Eindruck haben, Menschen mit Demenz nicht mehr über die Sprache zu erreichen – so ist es immer auch einen Versuch wert, uns auch über Sprache zu zeigen. Auch dann, wenn sozusagen der Sprachkanal nicht zugänglich ist, sucht der Mensch Resonanz im Gegenüber.

So kann es gelingen, dass der andere durch die Worte des Gegenübers sich selbst erlebt bzw. gewahr wird, dass er gesehen wird. Wir brauchen von Kindesbeinen einander auch um uns selbst zu erleben. Denn ich erkenne mich in dir und andersherum. Achten Sie darauf, Ihre Welt ist nur eine Facette der vielen individuellen Welten und Wirklichkeiten. Diese Wahrhaftigkeit des Menschen wahrzunehmen und das in uns wenigstens ab und an als Basis der eigenen Reaktion bewusst zu nutzen, verändert das Erleben.

Mein Dank geht

- an all diejenigen, die mich in den Jahren der Entwicklung dieser Methode begleitet und unterstützt haben.
- an die Metzger Gutjahr Stiftung e.V. jene Einrichtung, die mir einige Jahre des Ausprobierens der Wortbiografischen Gruppen mit Menschen mit Demenz ermöglichte.
- an das Gerontopsychiatrische Pflegeheim Landwasser in Freiburg, die Einrichtung, die die Entwicklung der Schulungsangebote im Assoziativen Dialogs P.E. für Mitarbeiter aller Bereiche mitgegangen ist und sie mitgetragen hat. Durch den Heimleiter M. Gutmüller erhielt ich den Freiraum, den es benötigte, um die Lehrmodule zu entwickeln. Ohne dies gäbe es die vielfältigen Forbildungsmöglichkeiten im Assoziaitven Dialog P.E. heute nicht.
- Danke auch dem Verlag und vor allem das Lektorat für das Vertrauen und die geniale Unterstützung.
- an Simone und Geneviève für das Zuhören und Diskutieren der unterschiedlichen Blickwinkel.

an dich Markus, fürs Daranglauben und dein an meiner Seite stehen.

Petra Endres

Autorin

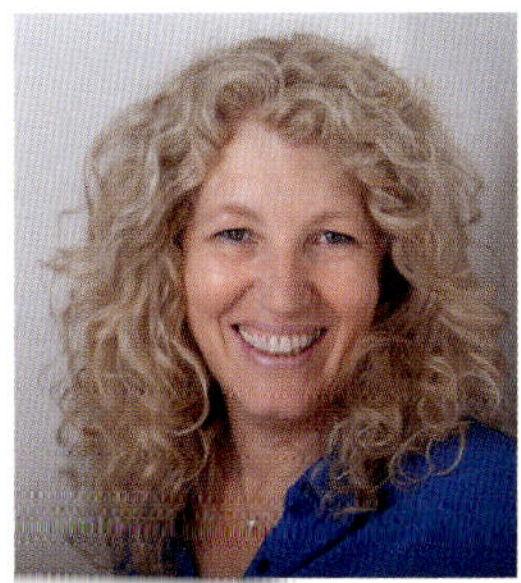

Petra Endres, geboren in Freiburg im Breisgau, studierte nach ihrer Ausbildung zur Krankenschwester und einigen Jahren Berufserfahrung, Sozialpädagogik in Freiburg.

Durch das Schreiben einer autobiografischen Erzählung („Wir wollen leben – Suizid in der Familie bewältigen") kam sie zur Poesiepädagogik. In diesem Rahmen entstand die biografische Arbeit mit hochbetagten pflegebedürftigen Menschen aus dem heraus sich ihr Arbeitsfeld Kommunikation und Demenz entwickelte.

In ihrer langjährigen Berufspraxis verbunden mit dem Anliegen, insbesondere demenziell veränderten Menschen und deren Betreuern neue Möglichkeiten der verbalen Kommunikation an die Hand zu geben, entwickelte sie das Sprachmodell 3DKom® und darauf aufbauend den „Assoziativen Dialog P.E." , der heute Menschen unterstützt, die in ihrem Leben mit Demenz in Kontakt stehen.

Als zertifizierter Coach unterstützt Petra Endres erfolgreich sowohl Führungskräfte als auch MitarbeiterInnen und Teams aus der Pflege und dem sozialem Bereich in der Entfaltung ihrer Ressourcen.

Mehr unter www.dialogwege.de

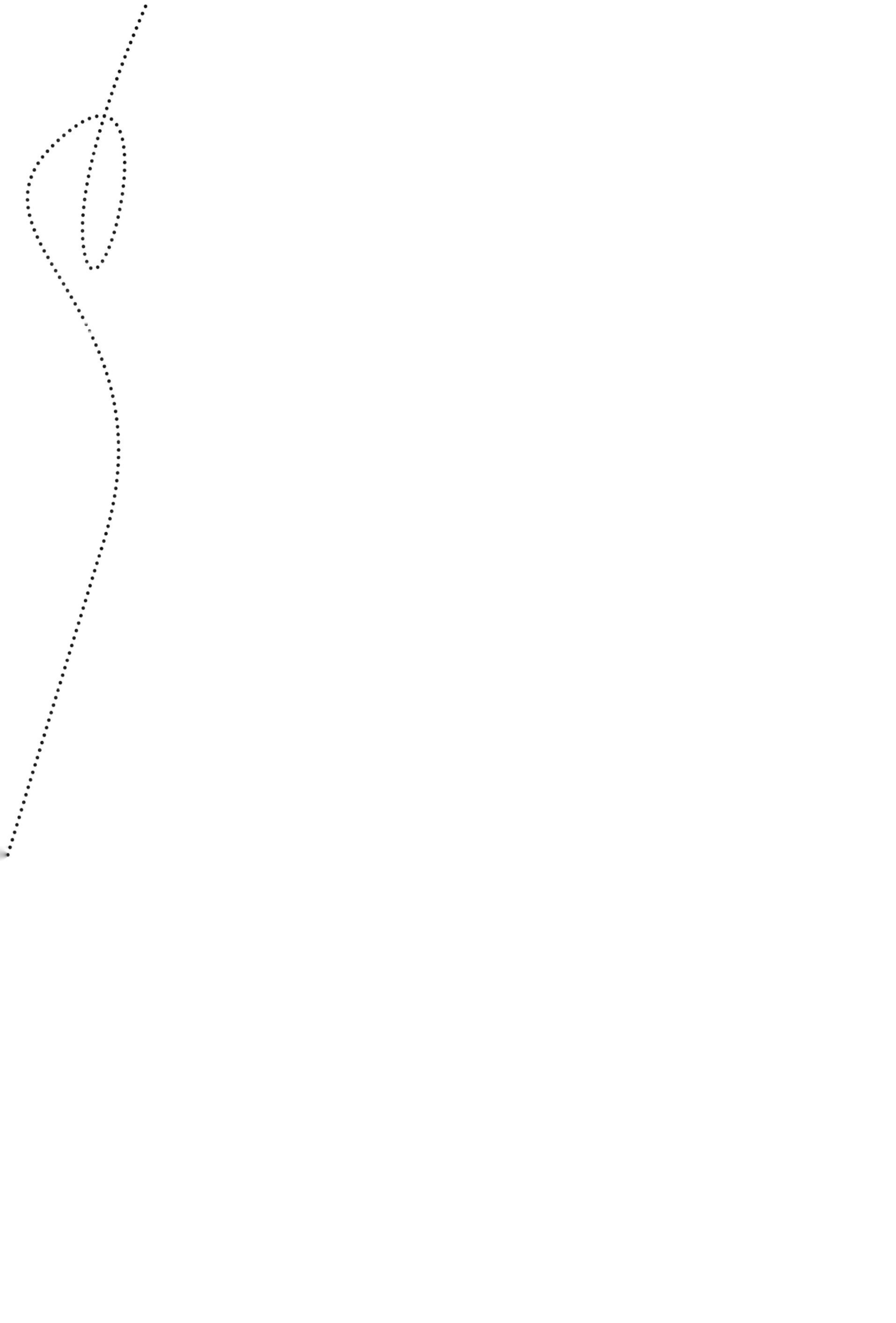

Meine Notizen

Unser Tipp

... zum Thema „Kommunikation“

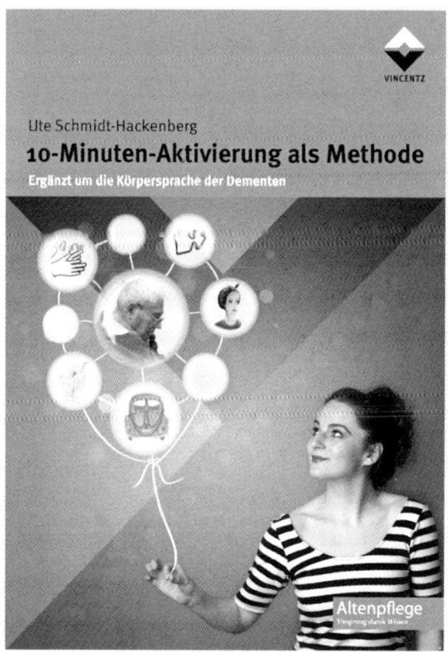

10-Minuten Aktivierung als Methode

Ergänzt um die Körpersprache der Dementen

Ute Schmidt-Hackenberg

Vielerorts setzen Pflegekräfte und Betreuer auf die motivierende Kurzzeitaktivierung. Doch wie ist die Methode für neue Bewohnergenerationen zu variieren? Was ist zu tun, um demenziell erkrankte Menschen in ihren Reaktionen noch besser zu verstehen und einzubeziehen?

Die Erfinderin der 10-Minuten-Aktivierung, Ute Schmidt-Hackenberg, bringt die Methode auf den Punkt, ergänzt und erweitert sie. Als Betreuer erfahren Sie anhand vieler Beispielsituationen aus der Praxis, wie Sie durch besseres Verständnis der Körpersprache noch erfolgreicher aktivieren.

Ergänzende Informationen zum Umgang mit veränderter Bewohnerklientel oder der neuen Bewohnergeneration, zu Angehörigenabenden und dem Einbezug des Einrichtungsumfeldes runden das Handbuch ab.

2013, 148 Seiten, kart., Format: 17 x 24 cm

ISBN 978-3-86630-322-5, Best.-Nr. 703